中医师承学堂

一所没有围墙的大学

定位法

腧穴纵横比较

◎著

李新华

张选平

全国百佳图书出版单位

中国中医药出版社

·北京·

图书在版编目（CIP）数据

腧穴纵横比较定位法 / 李新华，张选平著 . -- 北京：中国中医药出版社 , 2024.7

ISBN 978-7-5132-8728-9

Ⅰ . ①腧… Ⅱ . ①李… ②张… Ⅲ . ①俞穴（五腧）—定位—基本知识 Ⅳ . ① R224.2

中国国家版本馆 CIP 数据核字 (2024) 第 071629 号

中国中医药出版社出版

北京经济技术开发区科创十三街 31 号院二区 8 号楼

邮政编码　100176

传真　010-64405721

三河市同力彩印有限公司印刷

各地新华书店经销

开本 710×1000　1/16　印张 8.5　字数 105 千字

2024 年 7 月第 1 版　2024 年 7 月第 1 次印刷

书号　ISBN 978 - 7 - 5132 - 8728 - 9

定价　36.00 元

网址　www.cptcm.com

服 务 热 线　010-64405510

购 书 热 线　010-89535836

维 权 打 假　010-64405753

微信服务号　zgzyycbs

微商城网址　https://kdt.im/LIdUGr

官 方 微 博　http://e.weibo.com/cptcm

天猫旗舰店网址　https://zgzyycbs.tmall.com

如有印装质量问题请与本社出版部联系（010-64405510）

序

——我们为什么要策划出版《腧穴纵横比较定位法》

针灸学最基础的部分，就是"经络腧穴"的定位（含解剖）。

至于腧穴的主治、操作，可以在"针灸治疗""刺法灸法"中结合辨证论治予以阐释。

在"强化中医思维培养""建立早跟师、早临床学习制度""将中医课程列入临床医学类专业必修课""鼓励西医学习中医"的时代背景下，我们认为：

腧穴比较定位不仅仅是针灸推拿学专业的基础，也是中医学专业的基础，甚至是所有医学专业的基础之一。

因为，通过对腧穴比较定位的学习和运用，可以比较快捷地进入"经络辨证（六经辨证）"的中医思维，可以在老师的指导之下"早临床"（用针刺、艾灸或"以指代针"进行临床实践）。

所以，对于《腧穴纵横比较定位法》专著的策划，我们的定位并非针对中医药院校已经学完《正常人体解剖学》的中医学子，而是针对所有刚刚入校的中医学子、西医学子，针对所有"西医学习中医"的西医医师。

我们有一个梦想：入校第一天，就能让中医学子从针灸学步入中医思维、走向"早临床"之路。

所以，对于《腧穴纵横比较定位法》，我们提出具体的策划大纲：

目前很多教材对腧穴比较定位较多使用"现代解剖"视角，较少采用数千年来长期沿用的"传统表述"视角。我们提出：双重视角并行推出。之所以特别推出"传统表述"，是为了让读者更深地沉浸在传统中医的语境与思维之中。

目前不少经穴专著喜欢旁征博引，多方考据，把临床医生"够用就好"的标准，变为"学术探究"的高深。我们提出：打破一切条条框框，只从方便一线医生临床诊疗的实用出发，够用就好，少就是多。怎么方便一线医生临床诊疗就怎么来。

目前多数专著或教材只是进行单一的定位描述，忽视了实际教学与临床实践中的辨析对比、纠偏纠错。我们提出：还原教学现场的实况，从学生易犯错、易混淆之处入手，全方位辨析（尤其是横向、纵向对比等）。这才是腧穴比较定位课堂教学的精华所在，也是学术专著的核心精要。

本书策划编辑　刘观涛

2024 年 2 月

目　录

上篇

腧穴横向比较定位方法 ………………………………………… 1

第一章　临床常用特定穴取穴方法——五输穴 ……………… 3

一、井穴 …………………………………………………… 3

二、荥穴 …………………………………………………… 6

三、输穴 …………………………………………………… 8

四、经穴 …………………………………………………… 10

五、合穴 …………………………………………………… 12

第二章　临床常用特定穴取穴方法——十二原穴 ………… 15

第三章　临床常用特定穴取穴方法——络穴 ……………… 18

第四章　临床常用特定穴取穴方法——郄穴 ……………… 21

第五章　头部常用腧穴比较定位 …………………………… 24

一、颠顶部腧穴 …………………………………………… 24

二、前头部腧穴 …………………………………………… 26

三、侧头部腧穴 …………………………………………… 28

四、后头部腧穴 …………………………………………… 31

第六章　颈部常用腧穴比较定位 …………………………… 34

第七章　肩部常用腧穴比较定位 …………………………… 37

　　一、肩关节附近腧穴　……………………………… 37

　　二、肩胛部腧穴　…………………………………… 38

第八章　上肢常用腧穴横向分布 …………………………… 41

　　一、上臂部穴　……………………………………… 41

　　二、前臂部穴　……………………………………… 43

　　　　（一）平腕横纹上 0.5 寸腧穴 ………………… 43

　　　　（二）平腕横纹上 1 寸腧穴 …………………… 43

　　　　（三）平腕横纹上 1.5 寸腧穴 ………………… 44

　　　　（四）平腕横纹上 2 寸腧穴 …………………… 44

　　　　（五）平腕横纹上 3 寸腧穴 …………………… 45

　　　　（六）平腕横纹上 4 寸腧穴 …………………… 46

　　　　（七）平腕横纹上 5 寸腧穴 …………………… 46

　　　　（八）平腕横纹上 7 寸腧穴 …………………… 46

　　　　（九）平肘横纹下 4 寸、3 寸、2 寸腧穴 ……… 47

第九章　胸部常用腧穴横向分布 …………………………… 48

　　一、锁骨下缘腧穴　………………………………… 48

　　二、平第 1 肋间隙腧穴　…………………………… 50

　　三、平第 2 肋间隙腧穴　…………………………… 51

　　四、平第 3 肋间隙腧穴　…………………………… 52

　　五、平第 4 肋间隙腧穴　…………………………… 53

　　六、平第 5 肋间隙腧穴　…………………………… 54

　　七、平第 6 肋间隙腧穴　…………………………… 56

八、平第 7 肋间隙腧穴 ……………………………… 56

九、其他定位中涉及肋骨或肋间隙的腧穴 …………… 57

第十章 腹部常用腧穴横向分布 ………………………… 59

一、上腹部腧穴 ……………………………………… 59

（一）平脐中上 6 寸 ……………………………… 59

（二）平脐中上 5 寸 ……………………………… 60

（三）平脐中上 4 寸 ……………………………… 61

（四）平脐中上 3 寸 ……………………………… 62

（五）平脐中上 2 寸 ……………………………… 63

（六）平脐中上 1 寸 ……………………………… 64

（七）平脐中 ……………………………………… 65

二、下腹部腧穴 ……………………………………… 67

（一）平脐中下 1 寸 ……………………………… 67

（二）平脐中下 2 寸 ……………………………… 68

（三）平脐中下 3 寸 ……………………………… 69

（四）平脐中下 4 寸 ……………………………… 70

（五）平耻骨联合上缘 …………………………… 71

（六）其他 ………………………………………… 72

第十一章 背部常用腧穴横向分布 ……………………… 74

一、颈部常用腧穴横向分布 ………………………… 74

平第 7 颈椎棘突下凹陷 ………………………… 74

二、胸部常用腧穴横向分布 ………………………… 75

（一）平第 1 胸椎棘突下凹陷 …………………… 75

（二）平第 2 胸椎棘突下凹陷 …………………… 76

（三）平第 3 胸椎棘突下凹陷 ……………………………… 76

（四）平第 4 胸椎棘突下凹陷 ……………………………… 77

（五）平第 5 胸椎棘突下凹陷 ……………………………… 78

（六）平第 6 胸椎棘突下凹陷 ……………………………… 79

（七）平第 7 胸椎棘突下凹陷 ……………………………… 80

（八）平第 8 胸椎棘突下凹陷 ……………………………… 81

（九）平第 9 胸椎棘突下凹陷 ……………………………… 81

（十）平第 10 胸椎棘突下凹陷 …………………………… 82

（十一）平第 11 胸椎棘突下凹陷 ………………………… 83

（十二）平第 12 胸椎棘突下凹陷 ………………………… 84

第十二章　腰骶部常用腧穴横向分布 …………………………… 87

一、腰部常用腧穴横向分布 ……………………………… 87

（一）平第 1 腰椎棘突下凹陷 ……………………………… 87

（二）平第 2 腰椎棘突下凹陷 ……………………………… 88

（三）平第 3 腰椎棘突下凹陷 ……………………………… 88

（四）平第 4 腰椎棘突下凹陷 ……………………………… 89

（五）平第 5 腰椎棘突下凹陷 ……………………………… 90

二、骶部常用腧穴横向分布 ……………………………… 91

（一）平第 1 骶后孔 ………………………………………… 91

（二）平第 2 骶后孔 ………………………………………… 91

（三）平第 3 骶后孔 ………………………………………… 92

（四）平第 4 骶后孔 ………………………………………… 93

第十三章　下肢常用腧穴横向分布 …………………………… 95

一、大腿部穴 ………………………………………………… 95

（一）足太阴脾经 ………………………………… 95

（二）足厥阴肝经 ………………………………… 96

（三）足太阳膀胱经 ……………………………… 96

（四）足阳明胃经 ………………………………… 97

（五）足少阳胆经 ………………………………… 98

二、小腿部穴 ……………………………………… 99

（一）足太阴脾经 ………………………………… 99

（二）足厥阴肝经 ………………………………… 100

（三）足少阴肾经 ………………………………… 100

（四）足阳明胃经 ………………………………… 101

（五）足太阳膀胱经 ……………………………… 102

（六）足少阳胆经 ………………………………… 103

下篇

纵向腧穴定位分布

纵向腧穴定位分布 ……………………………………… 105

第一章　头部常用腧穴纵向定位分布 ………………… 107

一、督脉穴 ………………………………………… 107

二、膀胱经穴 ……………………………………… 108

三、胆经穴 ………………………………………… 108

四、胃经穴 ………………………………………… 109

第二章　胸部常用腧穴纵向定位分布 ………………… 110

一、任脉穴 ………………………………………… 110

二、肾经穴 ………………………………………… 111

三、胃经穴 ………………………………………………… 111

四、脾经穴 ………………………………………………… 112

五、肺经穴 ………………………………………………… 113

第三章　腹部常用腧穴纵向定位分布 …………………………… 114

一、任脉穴 ………………………………………………… 114

二、肾经穴 ………………………………………………… 115

三、胃经穴 ………………………………………………… 116

四、脾经穴 ………………………………………………… 117

第四章　背部常用腧穴纵向定位分布 …………………………… 118

一、督脉穴 ………………………………………………… 118

二、膀胱经穴 ……………………………………………… 119

（一）膀胱经第一条侧线穴 ……………………………… 119

（二）膀胱经第二条侧线穴 ……………………………… 120

第五章　腰骶部常用腧穴纵向定位分布 ………………………… 121

一、腰部常用腧穴纵向定位分布 ………………………… 121

（一）督脉穴 ……………………………………………… 121

（二）膀胱经穴 …………………………………………… 122

二、骶部常用腧穴纵向定位分布 ………………………… 123

（一）督脉穴 ……………………………………………… 123

（二）膀胱经穴 …………………………………………… 123

上篇

腧穴横向比较定位方法

第一章
临床常用特定穴取穴方法——五输穴

五输穴是十类特定穴中最常用的一类，位于四肢肘膝关节以下，在临床当中应用广泛，尤其是在基层场地有限或者有突发事件时，五输穴简便、快速、有效的特点就更加凸显出来了。

五输穴在《黄帝内经》《难经》中就有着非常全面的名称、归经、部位及主治特点等记载。我们先了解五输穴的位置，从指（趾）端向肘（膝）关节方向依次排列，井穴大多在手指或足趾末端，荥穴主要在掌指关节或跖趾关节的远心端，输穴在掌指关节或跖趾指关节的近心端，经穴在前臂或小腿部，而合穴一般在肘或膝关节的横纹附近。五输穴因其方便实用、快捷有效，成为特定穴中应用频率最高的一类穴位。

临床中，准确快速地定位五输穴是临床应用取得显著疗效的关键。我们对比着将这五类穴位一一落实在人体上。

一、井　穴

首先，五输穴中位于手指或足趾尖端的是井穴。井者，经气始发之处。《难经》曰："井主心下满。"即临床可根据这些井穴开窍、泄热，用于各种原因导致的昏迷、发热。

在定位井穴前，我们了解一下定位当中提到的方向词：桡侧、外侧；尺侧、内侧。

我们通常说的解剖体位是立正姿势下，手心向前，手背向后，足尖向前，足跟向后，所以靠近大指大鱼际的这一侧就叫作桡侧；靠近小指小鱼际的这一侧就称为尺侧。

靠近足大趾的一侧称为内侧，靠近足小趾的一侧称为外侧。

根据我们学习的针灸基础理论当中经脉的循行规律，在手掌面：大指桡侧向上延长线是手太阴肺经的经络循行线，所以肺经的井穴就在大指末端桡侧部位。

手掌心中指的向上延长线是手厥阴心包经的经络循行线，所以心包经井穴在中指的末端。

手掌面小指桡侧向上延长线是手少阴心经的经络循行线，所以心经井穴在小指的末端桡侧。

在手背面：食指向上的延伸线，是手阳明大肠经的经络循行线，所以手阳明大肠经井穴在食指末端。

无名指向上的延长线为手少阳三焦经的经络循行线，所以手少阳三焦经井穴在无名指的尺侧末端。

小指尺侧向上的延长线为手太阳小肠经的经络循行线，所以手太阳小肠经井穴在小指尺侧。

同样，足大趾内侧向上延长线是足太阴脾经的经络循行线，所以足太阴脾经的井穴就在足大趾末端内侧。

足大趾外侧向上延长线是足厥阴肝经的经络循行线，所以肝经的井穴就在足大趾末端外侧。

足心向内踝尖后方延长线是肾经的经络循行线，所以肾经井穴在足心。

足二趾外侧向上延长线是足阳明胃经的经络循行线，所以胃经的井穴在足二趾末端外侧。

足四趾外侧向上延长线是足少阳胆经的经络循行线，所以胆经的井穴在足四趾末端外侧。

足小趾外侧向上延长线是足太阳膀胱经的经络循行线，所以膀胱经的井穴在足小趾末端外侧。

我们了解了大致位置后，再来看一下确切的定位。

教材中井穴定位一般用到 0.1 指寸。《针灸甲乙经》谓"去爪甲如韭叶宽"，《腧穴学》（杨甲三主编，1983 年出版）教材将其具体化为 0.1 寸。我们先介绍 0.1 寸的具体取法：用十字交叉法，横线为指（趾）甲的基底部切线，手指上可以白月牙的根部为基底部切线；纵线为指（趾）甲两侧的边缘延长线。横线与纵线的交叉处为 0.1 寸。

手六井经穴分布在 5 个手指末端上，拇指、食指、中指、无名指每指上各一个，小指尺侧、桡侧各一个。足六井经穴中 5 个分布在足趾，一个在足心，足二趾、足四趾、足小趾外侧各有一个，足大趾内侧、外侧各有一个。

手六井经穴在手背面，按照从桡侧到尺侧的顺序依次为**少商、商阳、中冲、关冲、少冲、少泽**。先看具体到每个井穴的定位如下：

少商：在拇指末端桡侧，指甲根角旁 0.1 寸，属手太阴肺经。

商阳：在食指末端桡侧，指甲根角旁 0.1 寸，属手阳明大肠经。

中冲：在中指末端，指甲 0.1 寸，属手厥阴心包经。

关冲：在无名指末端尺侧，指甲根角旁 0.1 寸，属手少阳三焦经。

少冲：在小指末端桡侧，指甲根角旁 0.1 寸，属手少阴心经。

少泽：**少泽**与**少冲**同在小指末端，**少泽**在尺侧，指甲根角旁 0.1 寸，属手太阳小肠经。

足六井经穴足背面按照从大趾内侧到小趾外侧的顺序依次为**隐白**、**大敦**、**厉兑**、**足窍阴**、**至阴**，足心为**涌泉**。

足六井经穴的具体定位方法如下：

隐白：在足大趾内侧，趾甲根角旁 0.1 寸，属足太阴脾经。

大敦：在足大趾外侧，趾甲根角旁 0.1 寸，属足厥阴肝经。

厉兑：在足二趾外侧，趾甲根角旁 0.1 寸，属足阳明胃经。

足窍阴：在足四趾外侧，趾甲根角旁 0.1 寸，属足少阳胆经。

至阴：在足小趾外侧，趾甲根角旁 0.1 寸，属足太阳膀胱经。

涌泉：在足心，当五趾屈曲时，足心凹陷正中。还可以将二、三足趾纹缝端（去趾）与足跟做一连线，在连线上 1/3 与下 2/3 交点处取穴。

二、荥　穴

荥穴位于本节之前，即掌指关节或跖趾关节远心端。

荥者，小水也。《难经》曰："荥主身热。"即常见的脏腑热病可根据相应经脉的荥穴进行清泄。

在定位荥穴时，需要我们了解一下"本节"的含义。

在较早的《腧穴学》等教材中，定位荥穴会用到"本节前"的描述。本节指的是手上的掌指关节、足部的跖趾关节。

"本节前"即"掌指关节或跖趾关节远心端"。掌握这个知识后，对于荥穴的定位就较为准确了。

根据经络的循行线，可了解荥穴的大致位置，我们来看一下确切的定位。

手六荥经穴按照从桡侧到尺侧的顺序依次为**鱼际**、**二间**、**劳宫**、**液门**、**少府**、**前谷**。

掌面由桡至尺为**鱼际**、**劳宫**、**少府**；手背面由桡至尺为**二间**、**液门**、**前谷**。具体定位如下：

掌面由桡至尺为**鱼际**、**劳宫**、**少府**，分别属于肺经、心包经、心经手三阴经。

鱼际：在第 1 掌骨桡侧中点，赤白肉际处，也就是手心与手背的交界处，可以清肺热，属手太阴肺经。

劳宫：在手掌面第 2、3 指间，偏于第 3 掌骨，横平第三掌指关节近端。微握拳屈指时，中指尖处，偏于第 3 掌骨，属手厥阴心包经。

少府：在手掌面，手掌 4、5 指间，小指微握拳指尖处，属手少阴心经。

手背面荥穴由桡至尺为**二间**、**液门**、**前谷**，分别属于大肠经、三焦经、小肠经手三阳经。具体定位如下：

二间：在手背面，在食指掌指关节远心端，赤白肉际处，属手阳明大肠经。

液门：在手背上，第 4 掌指关节远端，第 4、5 指间指蹼缘上方赤白肉际处，属手少阳三焦经。

前谷：位于手背第 5 掌指关节远端，赤白肉际处。微握拳，本节前纹头尽头处，属手太阳小肠经。

足六荥经穴按照从大趾内侧到小趾外侧的顺序依次为**大都**、**行间**、

内庭、**侠溪**、**足通谷**，还有一个是肾经荥穴**然骨**。具体定位如下：

大都：在足大趾内侧赤白肉际，跖趾关节远端，即本节前，属足太阴脾经。

行间：在足第1、2趾间，趾蹼缘后方，赤白肉际处，属足厥阴肝经，擅长清泄肝热、降肝火。

内庭：在足第2、3趾间，趾蹼缘后方，赤白肉际处，属足阳明胃经。擅长清泻胃热。

侠溪：在足第4、5趾间，趾蹼缘后方，赤白肉际处，属足少阳胆经。

足通谷：在足小趾跖趾关节远端，赤白肉际处，属足太阳膀胱经。

然骨：在足舟骨粗隆下方，赤白肉际处，擅长清虚热，属足少阴肾经。

三、输　穴

输穴位于本节之后，即掌指关节或跖趾关节近心端。《难经》曰："输主体重节痛。"即常见的脾胃病、疼痛类疾病可根据输穴进行治疗。

定位输穴可参照荥穴中的本节。"本节后"即"掌指关节或跖趾关节近心端"。

根据经络的循行线，可了解输穴的大致位置，我们来看一下确切的定位。

手六输经穴大部分在腕掌横纹水平上，按照从桡侧到尺侧的顺序依次为**太渊**、**三间**、**大陵**、**中渚**、**神门**、**后溪**。

按照掌面及手背面：掌面由桡至尺为**太渊**、**大陵**、**神门**；手背面由桡至尺为**三间**、**中渚**、**后溪**。具体定位如下：

掌面由桡至尺为**太渊**、**大陵**、**神门**，分别属于肺经、心包经、心经。

定位时主要涉及腕掌侧远端横纹。微握拳屈手腕，看到的 2 ~ 3 条横纹中，选取远心端、最完整、过豌豆骨的一条横纹，为腕掌侧远端横纹。

太渊：在横纹桡侧，桡动脉搏动处，即诊脉之时寸脉之处。**太渊**为肺经之母穴，可以治疗肺虚之证，属手太阴肺经。

大陵：在横纹中点处，可安神养心，属手厥阴心包经。

神门：在横纹尺侧，豌豆骨的桡侧凹陷处，治疗一切心疾，属手少阴心经。

手背面输穴由桡至尺为**三间**、**中渚**、**后溪**，分别属于大肠经、三焦经、小肠经。

三间：在食指掌指关节近心端，赤白肉际处，属手阳明大肠经。

中渚：在手背第 4、5 指间，偏于第 4 掌骨，横平第 4 掌指关节近端，属手少阳三焦经。

后溪：在手背上，为小肠经输穴，位于第 5 掌指关节近端，微握拳本节后纹头末端赤白肉际处，属手太阳小肠经。

足六经输穴按照从足大趾内侧到小趾外侧的顺序依次为**太白**、**太冲**、**陷谷**、**足临泣**、**束骨**，还有一个是在踝区的肾经输穴**太溪**。具体定位如下：

太白：在足大趾内侧赤白肉际，跖趾关节近端，即本节后，属足太阴脾经。

太冲：在足背上，沿第1、2跖骨间空隙向后推至跖骨底结合部凹陷处，或可触及动脉搏动。可疏肝气、清肝热、降肝火、息肝风，属足厥阴肝经。

陷谷：在足背，第2、3跖骨间，第2跖趾关节近心端凹陷中，属足阳明胃经。

足临泣：在足背，第4、5跖骨底结合部的前方，足趾用力背伸时，第5趾长伸肌腱外侧凹陷中，属足少阳胆经。

束骨：在第5跖趾关节的近端，赤白肉际处，属足太阳膀胱经。

太溪：在踝区，位于内踝尖与跟腱之间的凹陷中，为肾经输穴。

四、经　穴

经穴多位于腕踝关节以上，即前臂或小腿部。《难经》曰："经主喘咳寒热。"即经穴有清热散寒、宣肺止咳的功效。

定位经穴，常用前臂和小腿部的骨度分寸：前臂肘横纹至腕掌侧远端横纹是12寸，小腿部腘横纹至外踝尖是16寸；同身寸：大拇指指节关节宽度为1寸，食指、中指、无名指、小指自然并拢，过中指中节的宽度为3寸，也称一夫法。掌握这些知识后，对于经穴的定位就较为准确了。

根据经脉的循行线，可了解经穴的大致位置，我们来看一下确切的定位。

手六经经穴按照从桡侧到尺侧的顺序依次为**经渠、阳溪、间使、支沟、灵道、阳谷**。

掌面由桡侧至尺侧为**经渠**、**间使**、**灵道**；手背面由桡侧至尺侧为**阳溪**、**支沟**、**阳谷**。具体定位如下：

手掌面由桡至尺为**经渠**、**间使**、**灵道**，分别属于肺经、心包经、心经。

经渠：在横纹桡侧，拇指同身寸1寸的位置，舟骨与桡动脉之间凹陷处，属手太阴肺经。

间使：在腕掌侧中间，在两筋（掌长肌腱和桡侧腕屈肌腱）之间，腕掌侧远端横纹与肘横纹之间四等分，取腕横纹上3寸，属手厥阴心包经。

灵道：在尺侧腕屈肌腱桡侧边缘，腕掌侧远端横纹与肘横纹之间八等分，取腕横纹上1.5寸，属手少阴心经。

手背面由桡至尺为**阳溪**、**支沟**、**阳谷**，分别属于大肠经、三焦经、小肠经。

阳溪：在前臂背面，竖掌屈肘用力上翘拇指，在腕背横纹桡侧两筋之间取**阳溪**，属手阳明大肠经。

支沟：腕背侧远端横纹与肘尖之间四等分，取腕背横纹上3寸，尺骨与桡骨间隙中点处取**支沟**，属手少阳三焦经。

阳谷：取穴时立掌，手腕尺侧，尺骨茎突前缘的凹陷处取**阳谷**，属手太阳小肠经。

这3个经穴均可治疗手腕部疼痛、屈伸不利。

足六经经穴按照足大趾内侧到小趾外侧的顺序依次为**复溜**、**商丘**、**中封**、**解溪**、**阳辅**、**昆仑**。

按照内侧面及外侧面：内侧面由内至外为**复溜**、**商丘**、**中封**；外侧面由内至外为**解溪**、**阳辅**、**昆仑**。

内侧面由内至外为**复溜**、**商丘**、**中封**，分别属于肾经、脾经、肝经。

复溜：在内踝尖上方结合拇指同身寸或一夫法，**太溪**直上 2 寸处取**复溜**，属足少阴肾经。

商丘：在内踝前缘做一直线，与内踝下缘做一横线的交点处是**商丘**，属足太阴脾经。

中封：在踝区，内踝前方，胫骨前肌肌腱的内侧缘凹陷中是**中封**，属足厥阴肝经。

外侧面由内至外为**解溪**、**阳辅**、**昆仑**，分别属于胃经、胆经、膀胱经。

解溪：足趾上翘，显现足背部两肌腱，穴在两腱之间，相当于内、外踝尖连线的中点处是**解溪**，属足阳明胃经。

阳辅：外踝尖至腘横纹外侧连线四等分，每等分为 4 寸，外踝尖上 4 寸腓骨前缘处是**阳辅**，属足少阳胆经。

昆仑：在外踝尖与跟腱连线中点处是**昆仑**，属足太阳膀胱经。

三穴属于阳经的经穴，可以治疗脚踝疼痛、头部疼痛等。

五、合　穴

合穴位于肘膝关节附近。《难经》曰："合主逆气而泄。"即合穴有调整脏腑功能的功效，手足阴经的合穴用于治疗胸部及腹部的病症，足三阳经合穴主要治疗腑病，手三阳经合穴多用于治疗外感病症。

定位合穴时，需要了解一下腓骨小头、半膜肌腱与半腱肌腱等解剖标志。

根据经络的循行线，可了解合穴的大致位置，我们来看一下确切的定位。

手六合经穴大部分在肘横纹水平上，按照掌面及手背面：掌面由桡至尺依次为**尺泽**、**曲泽**、**少海**；手背面由桡至尺依次为**曲池**、**天井**、**小海**。具体定位如下：

手掌面由桡至尺依次为**尺泽**、**曲泽**、**少海**，分别属于肺经、心包经、心经手三阴经。

定位时主要涉及肘横纹，在掌侧面，肘弯曲，在肘横纹上触摸到一条大筋即肱二头肌腱。

尺泽：在肱二头肌腱桡侧凹陷中，取**尺泽**，属手太阴肺经。

曲泽：在肱二头肌腱尺侧缘凹陷中，取**曲泽**，属手厥阴心包经。

少海：屈肘至最大限度，肘横纹内侧端凹陷是**少海**。或上臂伸展时，肘横纹内侧端与肱骨内上髁之间凹陷处，属手少阴心经。

手掌面由桡至尺依次为**曲池**、**天井**、**小海**，分别属于大肠经、三焦经、小肠经。

曲池：在肘横纹水平背侧面，弯曲肘关节 90°，在肘横纹尽头处取**曲池**，属手阳明大肠经。

天井：上肢自然下垂，一侧手食指按于另一侧肘尖处，微弯屈肘，指下出现凹陷处，取**天井**，属手少阳三焦经。

小海：微弯屈肘，在肘尖内侧端，肱骨内上髁与肘尖之间凹陷处是**小海**，用手指弹敲时有触电麻感直达小指，属手太阳小肠经。

足六合经穴大部分在腘横纹水平上，按照内侧面及外侧面为：内侧面由外向内为**阴谷**、**曲泉**、**阴陵泉**；外侧面由外向内为**足三里**、**阳**

陵泉、**委中**。具体定位如下：

足六合经穴内侧面由内向外为**阴陵泉**、**曲泉**、**阴谷**，分别属于脾经、肝经、肾经。

阴陵泉：位于膝关节内侧面，用拇指沿小腿内侧骨内缘（胫骨内缘）由下往上推，至拇指抵膝关节下时，胫骨向内上弯曲处，可触及凹陷中，是**阴陵泉**，即位于胫骨内侧髁后下方凹陷处，属足太阴脾经。

曲泉：屈膝，在腘横纹上，膝内侧横纹端最明显的筋内侧凹陷中，即半腱肌腱、半膜肌腱止点内侧，取**曲泉**，属足厥阴肝经。

阴谷：屈膝，在腘横纹上，膝内侧横纹端两条筋，即半腱肌腱、半膜肌腱之间凹陷中取**阴谷**，属足少阴肾经。

足六合经穴外侧面由外向内为**足三里**、**阳陵泉**、**委中**，分别属于胃经、胆经、膀胱经。

足三里：小腿外侧面，屈膝，用一夫法，取膝眼下 3 寸，在腿前面骨面外一横（中指）处是**足三里**，为《四总穴歌》中所载"肚腹三里留"，属足阳明胃经。

阳陵泉：小腿外侧，用手触摸膝关节下方，有一个明显突起，即腓骨小头，在腓骨小头前下方凹陷处取**阳陵泉**，为八会穴之筋会，属足少阳胆经。

委中：俯卧位，稍屈膝，腘横纹中点处取**委中**，为《四总穴歌》中所载"腰背**委中**求"，属足太阳膀胱经。

第二章

临床常用特定穴取穴方法——十二原穴

十二经脉在腕、踝关节附近各有一个腧穴，是脏腑原气留止的部位，称为"原穴"，合称"十二原"。"原"即本原、原气之意，是人体生命活动的原动力。

原穴名称，首载于《灵枢·九针十二原》，篇中提出了五脏原穴；《灵枢·本输》补充了六腑原穴。原穴是脏腑原气留止之处，因此脏腑发生病变时，就会相应地反映到原穴上来，正如《灵枢·九针十二原》所说："五脏有疾也，应出十二原，十二原各有所出，明知其原，睹其应而知五脏之害矣。"

《灵枢·九针十二原》说："五脏有疾也，当取之十二原。"针刺原穴，能使三焦原气通达，从而发挥其维护正气、抗御病邪的作用，说明原穴有调整其脏腑经络虚实各证的功能。

定位原穴，可参照荥穴中的本节，"本节后"即"掌指关节或跖趾关节近心端"。

根据经络的循行线，我们可了解原穴的大致位置，手六经原穴按照掌面及手背面为：

手六经原穴按照从桡侧到尺侧的顺序依次为**太渊、合谷、大陵、阳池、神门、腕骨**。

掌面由桡至尺为**太渊**、**大陵**、**神门**；手背面由桡至尺为**合谷**、**阳池**、**腕骨**。具体定位如下：

掌面由桡至尺为**太渊**、**大陵**、**神门**，分别属于手三阴经中的肺经、心包经、心经。

定位时主要涉及腕掌侧远端横纹。微握拳屈手腕，看到的 2~3 条横纹中，选取远心端、最完整、过豌豆骨的一条横纹，为腕掌侧远端横纹。

太渊：在横纹桡侧，桡动脉搏动处取太渊，即诊脉之时寸脉之处。**太渊**为肺经之母穴，可以治疗肺虚之证。

大陵：在横纹中点处取大陵，可安神养心。

神门：在横纹尺侧，豌豆骨的桡侧凹陷处取神门，治疗一切心疾。

手背面原穴由桡至尺为**合谷**、**阳池**、**腕骨**，分别属于大肠经、三焦经、小肠经手三阳经。

合谷：在手背面，伸掌，五指并拢，第1、2掌骨间背侧肌隆起处取合谷。还可于第2掌骨桡侧中点处取合谷。

阳池：手腕背伸，在腕背侧远端横纹上，指伸肌腱的尺侧缘凹陷中取阳池。

腕骨：在手掌尺侧，自小**鱼**际向上沿掌骨直推至凸起的三角骨，于两骨之间凹陷中，即第5掌骨基底后缘凹陷取**腕骨**。

足六经原穴按照内侧面及外侧面为：内侧面由外至内为**太冲**、**太白**、**太溪**；外侧面由外至内为**冲阳**、**丘墟**、**京骨**。具体定位如下：

足六经原穴内侧面由外向内为**太冲**、**太白**、**太溪**，分别属于肾经、肝经、脾经足三阴经。

太冲：在足部，从第 1、2 跖骨间向后推移至跖骨结合部凹陷中取**太冲**。

太白：在足内侧，第 1 跖趾关节后缘，赤白肉际处取**太白**。

太溪：内踝尖与跟腱之间的凹陷中取**太溪**。

足六经原穴外侧面由外向内为**冲阳**、**丘墟**、**京骨**，分别属于胃经、胆经、膀胱经。

冲阳：在拇长伸肌腱与趾长伸肌腱之间，足背的最高处，足背动脉搏动处取**冲阳**。

丘墟：在外踝前下方，足用力背伸时，可显现趾长伸肌腱，在肌腱的外侧凹陷中取**丘墟**。

京骨：在足外侧缘，约当足跟与第 5 跖趾关节连线的中点处，可触及明显隆起的骨，即为第 5 跖骨粗隆，在其前下方的凹陷赤白肉际处取**京骨**。

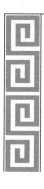

第三章

临床常用特定穴取穴方法 —— 络穴

临床中，我们主张取穴要少而精。特定穴中络穴可以同时通达两条经脉，也就是临床常说的一络通两经，兼治表里经病。通过表里经脉的联系，将治疗范围扩大，这就是络穴的作用。

络穴多位于腕踝关节以上，即前臂或小腿部。络穴有加强表里两经联系的作用。

涉及的骨度分寸主要有：前臂肘横纹至腕横纹是 12 寸，小腿部腘横纹至外踝尖是 16 寸；同身寸中大拇指指节宽度为 1 寸，食指、中指、无名指、小指自然并拢的宽度为 3 寸，也称一夫法。

手六经络穴按照从桡到尺侧的顺序依次为**列缺**、**偏历**、**内关**、**外关**、**通里**、**支正**。按照掌面及手背面为：掌面由桡至尺为**列缺**、**内关**、**通里**；手背面由桡至尺为**偏历**、**外关**、**支正**。具体定位如下：

掌面由桡至尺为**列缺**、**内关**、**通里**，分别属于手三阴经中的肺经、心包经、心经。

列缺：在横纹桡侧，两手虎口交叉，食指尖正对处取**列缺**。

内关：将肘横纹与腕横纹连线（12 寸）六等分，于腕掌侧远端横纹上 2 寸；握拳屈腕，于掌长肌腱与桡侧腕屈肌腱中央处取**内关**。

通里：在腕横纹上方，用拇指同身寸法或中指同身寸法取 1 寸，于尺侧腕屈肌腱的桡侧缘交点处取**通里**。

手背面由桡至尺为**偏历**、**外关**、**支正**，分别属于大肠经、三焦经、小肠经。

偏历：将**阳溪**与**曲池**间的连线（12 寸）四等分，于腕背远端横纹上 3 寸处取**偏历**。

外关：微屈肘，将**阳池**与肘尖连线（12 寸）六等分，于腕背侧远端横纹上 2 寸处，尺骨与桡骨间隙中点取**外关**。

支正：肘部伸直，腕背横纹与肘尖连线（12 寸）中点向下 1 寸，于尺骨尺侧与尺侧腕屈肌之间取**支正**。

足六经络穴按照内侧面及外侧面为：内侧面由内至外为**大钟**、**蠡沟**、**公孙**；外侧面由外至内为**丰隆**、**光明**、**飞扬**。具体定位如下：

足六经络穴内侧面由内向外为**大钟**、**蠡沟**、**公孙**，分别属于肾经、肝经、脾经。

大钟：仰卧位，自足跟向上触及跟骨上缘作一水平线，跟腱前缘作一垂线，于两线交点处取**大钟**。

蠡沟：取仰卧位，在胫骨内侧面的中央，内踝尖至髌尖连线（15 寸）的上 2/3 与下 1/3 交点处，即内踝尖上 5 寸取**蠡沟**。

公孙：仰卧位，沿第 1 跖趾关节内侧向后推至跖骨基底部，足弓前端下缘凹陷处取**公孙**。

足六经络穴外侧面由外向内为**丰隆**、**光明**、**飞扬**，分别属于胃经、胆经、膀胱经。

丰隆：屈膝，腘横纹至外踝高点之间中点，胫骨前嵴旁开二横指（中指）取**丰隆**。

光明：外踝尖至腘横纹连线（16 寸）下 1/4 与上 3/4 交点略向上

1寸，即外踝尖上 5寸，腓骨前缘取**光明**。

飞扬：腘横纹与外踝尖连线（16寸）中点下 1寸，即外踝尖上 7寸，**昆仑**直上处取**飞扬**。

另外，在躯干部还有 3个络穴，分别是任脉络穴**鸠尾**；督脉络穴**长强**；脾之大络**大包**。

鸠尾：在前正中线上，在剑胸结合中点下 1寸处取**鸠尾**。

长强：在尾骨下方，尾骨端与肛门连线中点处取**长强**。

大包：躯干部侧面，在第 6肋间隙，腋中线上取**大包**。

第四章

临床常用特定穴取穴方法——郄穴

临床中会遇到很多疼痛类疾病，我们针刺不仅可以选择局部穴位和五输穴中的输穴，还可以选择特定穴中的郄穴来治疗急性疼痛，可达到立竿见影的效果。除此之外，郄穴还可以用来治疗常见血证，疗效也十分显著。

郄穴除胃经**梁丘**穴以外，其他郄穴均位于肘膝关节以下。临床上郄穴常用来治疗本经循行部位及所属脏腑的急性病症。

一般情况，阴经郄穴多治血证，阳经郄穴多治急性疼痛，如**孔最**治咯血、**梁丘**治急性胃痛等。此外，当脏腑发生病变时，可按压郄穴协助诊断。

定位郄穴时，我们首先了解一下前臂和小腿部的骨度分寸。前臂肘横纹至腕横纹是 12 寸，小腿部腘横纹至外踝尖是 16 寸；内踝尖与髌尖连线是 15 寸；同身寸中大拇指指节宽度为 1 寸，食指、中指、无名指、小指自然并拢的宽度为 3 寸，也称一夫法。

我们来看一下郄穴的确切定位：

手六经郄穴按照从桡侧到尺侧的顺序依次为**孔最、温溜、郄门、会宗、阴郄、养老**。按照掌面及手背面为：掌面由桡至尺为**孔最、郄门、阴郄**；手背面由桡至尺为**温溜、会宗、养老**。具体定位如下：

掌面由桡至尺为**孔最**、**郄门**、**阴郄**，分别属于手三阴经中的肺经、心包经、心经。

孔最：在前臂前区，在腕横纹与肘横纹连线（12寸）中点上1寸，即腕掌侧远端横纹上7寸，肘横纹内侧肌腱的外侧缘（**尺泽**）与桡动脉搏动处连线上（**太渊**）取到**孔最**。

郄门：仰掌，前臂内侧沿着桡动脉往小指方向触摸到两条肌腱（掌长肌腱与桡侧腕屈肌腱），在两条肌腱之间，腕横纹与肘横纹连线（12寸）中点下1寸，即腕掌侧远端横纹上5寸处取**郄门**。

阴郄：仰掌，腕掌侧远端横纹水平，自大指往小指方向，触摸到一条肌腱，即尺侧腕屈肌腱，在肌腱桡侧，腕横纹稍上0.5寸处取**阴郄**。

手背面由桡至尺为**温溜**、**会宗**、**养老**，分别属于手三阳经的大肠经、三焦经、小肠经。

温溜：在前臂背侧面，腕背侧横纹与肘尖连线（12寸）中点下1寸即腕背横纹上5寸，**阳溪**与**曲池**连线上取**温溜**。

会宗：在尺骨与桡骨之间，偏向于尺骨的桡侧缘，腕背侧远端横纹上一夫，即3寸处取**会宗**。

养老：腕背横纹上1寸，可根据拇指同身寸，在尺骨头桡侧凹陷中取**养老**；也可简便取穴，即左手手心向地，右手食指按住尺骨头最高点，将左手掌心转至向心，右手食指下凸起变为凹陷，此处凹陷即为**养老**穴位置。

足六经郄穴按照内侧面及外侧面为：内侧面由内向外为**水泉**、**中都**、**地机**；外侧面由外向内为**梁丘**、**外丘**、**金门**。具体定位如下：

足六经郄穴内侧面由内向外为**水泉**、**中都**、**地机**，分别属于肾经、肝经、脾经。

地机：仰卧位，在小腿内侧，用一夫法取**阴陵泉**下 3 寸，胫骨内侧缘后际取**地机**。

中都：内踝尖与髌尖连线中点偏下 0.5 寸，即内踝尖上 7 寸，胫骨内侧面的中央取**中都**。

水泉：在内踝尖前下方，**太溪**直下 1 寸，触摸到骨面结节内侧凹陷中取**水泉**。

足六经郄穴外侧面由外向内为**梁丘**、**外丘**、**金门**，分别属于胃经、胆经、膀胱经。

梁丘：在大腿前区，髌底上 2 寸，股外侧肌与股直肌肌腱之间。将耻骨联合上缘与髌底水平连线（18 寸）九等分，于髌底上 2 寸处取**梁丘**。

外丘：在小腿外侧，外踝尖与腘横纹连线（16 寸）下 1 寸处，即外踝尖上 7 寸，腓骨前缘取**外丘**。

金门：在足背，外踝前缘直下，第 5 跖骨粗隆后方，触摸到一个明显骨面突起，骨面突起下缘凹陷中取**金门**。

除此之外，还有 4 个郄穴，分别是阴维脉郄穴**筑宾**；阴跷脉郄穴**交信**；阳维脉郄穴**阳交**；阳跷脉郄穴**跗阳**。

筑宾：在小腿内侧，**太溪**直上，内踝尖与髌尖连线（15 寸）三等分，即内踝尖上 5 寸处取**筑宾**。

交信：于**太溪**上 2 寸，胫骨内侧缘后际凹陷中取**交信**。

阳交：在小腿外侧，外踝尖上 7 寸，腓骨后缘取**阳交**，平**外丘**。

跗阳：**昆仑**直上一夫（即 3 寸），腓骨与跟腱之间取**跗阳**。

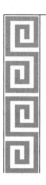

第五章

头部常用腧穴比较定位

头为诸阳之会，头部腧穴主要归属督脉、胆经、膀胱经等阳经，临床应用广泛，疗效显著。临床取穴时发现头部腧穴数目多，定位时常需以弧线或腧穴对比参照，较难记忆。

我们将头部腧穴分为颠顶部、前头部、侧头部等，分部比较介绍头部腧穴定位的方法，有利于准确定位，提高临床疗效。

一、颠顶部腧穴

在颠顶部腧穴中，一共有 7 个腧穴，其中督脉 2 个，足太阳膀胱经 3 个，足少阳胆经 1 个，经外奇穴 1 个。骨度分寸有前发际正中至后发际正中 12 寸，两**头维**穴之间是 9 寸。

首先定位临床常用的**百会**穴，也是定位其他腧穴常用参照腧穴。督脉的**百会**穴在头正中线上，前发际正中直上 5 寸。

1. 百会

取穴方法 1：正坐位，两耳尖连线与头正中线交点处取**百会**穴。

取穴方法 2：通过前发际正中至后发际正中是 12 寸，取中点向前 1 寸，即前发际正中直上 5 寸处，为**百会**穴。

2. **四神聪**：在**百会**前后左右各旁开 1 寸的是经外奇穴的**四神聪**穴，共 4 穴。

取穴方法 1：正坐取**百会**穴（督脉），**百会**穴前后左右各 1 寸取**四神聪**穴。

取穴方法 2：两耳尖对折连线与头正中线交点取**百会**穴，前后发际正中连线的中点处取后神聪。将**百会**与后神聪间距离（1 寸）为半径做圆，与**百会**前后左右方向的交点处为**四神聪**穴。

3. **前顶**：前发际正中直上 3.5 寸的是督脉的**前顶**穴。

取穴方法：前发际正中与后发际正中连线（12 寸）三等分，在前发际上 4 寸略向前 0.5 寸处为**前顶**穴。

4. **承光**：前发际正中直上 2.5 寸，旁开 1.5 寸的是足太阳膀胱经的**承光**穴。

取穴方法：首先取 1.5 寸，前发际正中与额角弧形连线为 4.5 寸，取内 1/3 与外 2/3 的交点处，即正中线旁开 1.5 寸。再确定前发际正中直上 2.5 寸：前后发际正中之间（12 寸）四等分，每等分为 3 寸，在前发际正中上 3 寸略向前 0.5 寸；结合横纵坐标可取**承光**穴。

5. **通天**：前发际正中直上 4 寸，旁开 1.5 寸的是足太阳膀胱经的**通天**穴。

取穴方法：首先取 1.5 寸，前发际正中与额角弧形连线为 4.5 寸，取内 1/3 与外 2/3 的交点处，即正中线旁开 1.5 寸。再确定前发际正中连线（12 寸）三等分，在前发际正中上 4 寸，结合横纵坐标可取**通天**穴。

6. **络却**：前发际正中直上 5.5 寸，旁开 1.5 寸的是足太阳膀胱经的**络却**穴。

取穴方法 1：首先取 1.5 寸，前发际正中与额角弧形连线为 4.5 寸，取内 1/3 与外 2/3 的交点处，即正中线旁开 1.5 寸。再确定前发际正中直上 5.5 寸，前后发际正中连线（12 寸）二等分，每等分为 6 寸，在前一等分（6 寸）略向前 0.5 寸，结合横纵坐标可取**络却**穴。

取穴方法 2：**百会**穴后 0.5 寸处，头正中线旁开 1.5 寸处取**络却**穴。

7. **承灵**：前发际上 4 寸，瞳孔直上为足少阳胆经的**承灵**穴。

取穴方法：正坐位，前后发际正中连线（12 寸）三等分，每等分为 4 寸；两目平视，取瞳孔直上，为**承灵**穴。

二、前头部腧穴

在前头部腧穴定位中，一共有 10 个腧穴。其中督脉、足太阳膀胱经、足少阳胆经分别有 3 个腧穴，足阳明胃经有 1 个腧穴。确定相应的骨度分寸及标志，前发际正中至后发际正中是 12 寸，两**头维**穴之间是 9 寸。额切迹即是眉头处。

1. **头维**：额角发际直上 0.5 寸，头正中线旁开 4.5 寸的是足阳明胃经的**头维**穴。

取穴方法：采用拇指同身寸取 1 寸中点，头部额角发际直上 0.5 寸，头正中线旁开 4.5 寸处为**头维**穴。

2. **神庭**：前发际正中直上 0.5 寸的是督脉的**神庭**穴。

取穴方法：结合拇指同身 1 寸，前发际正中直上 1 寸取中点处为**神庭**穴。

3. **上星**：前发际正中直上 1 寸的是督脉的**上星**穴。

取穴方法1：结合拇指同身寸取1寸，前发际正中直上1寸处为**上星**穴。

取穴方法2：正坐，将前发际与后发际正中连线十二等分，取前一等分（1寸）处取**上星**穴。

4. **囟会**：前发际正中直上2寸的是督脉的**囟会**穴。

取穴方法1：结合拇指同身寸取1寸，前发际正中直上2寸处为**囟会**穴。

取穴方法2：正坐，将前发际与后发际正中连线六等分，取前一等份（2寸）处取**囟会**穴。

5. **眉冲**：额切迹直上，入发际0.5寸的是足太阳膀胱经的**眉冲**穴。

取穴方法1：眉毛内侧端直上，取拇指同身1寸，前发际正中直上1寸取中点处为**眉冲**穴。

取穴方法2：将**神庭**与**头维**间做一入发际0.5寸的弧线，眉头直上与弧线的交点处取**眉冲**穴。

6. **曲差**：前发际正中直上0.5寸，旁开1.5寸为足太阳膀胱经的**曲差**穴。

取穴方法：将**神庭**与**头维**间做一入发际0.5寸的弧线，取弧线内1/3与外2/3的交点处，即**曲差**穴。

7. **五处**：前发际正中直上1寸，旁开1.5寸的是足太阳膀胱经的**五处**穴。

取穴方法：在**神庭**与**头维**弧形连线的内1/3与外2/3的交点处，取旁开1.5寸；结合拇指同身寸，取入发际1寸为**五处**穴。

8. **头临泣**：前发际上0.5寸，瞳孔直上（前正中线旁开2.25寸）

的是足少阳胆经的**头临泣**穴。

取穴方法：将**神庭**与**头维**间做一入发际 0.5 寸的弧线，于弧线中点处取**头临泣**穴。

9. **目窗**：前发际上 1.5 寸，瞳孔直上的是足少阳胆经的**目窗**穴。

取穴方法：正坐位，两目平视，瞳孔直上，结合一夫法 3 寸，前发际上 1.5 寸处取**目窗**穴。

10. **本神**：前发际上 0.5 寸，头正中线旁开 3 寸的是足少阳胆经的**本神**穴。

取穴方法：将**神庭**与**头维**间做一入发际 0.5 寸的弧线，将弧线 3 等分，于内 2/3 与外 1/3 的交点处取**本神**穴。

小结：入发际 0.5 寸弧线上的腧穴，由正中向两侧分别是：

前发际正中为**神庭**（督脉）。

眉头直上为**眉冲**（膀胱经）。

前正中线旁开 1.5 寸为**曲差**（膀胱经）。

瞳孔直上（前正中线旁开 2.25 寸）为**头临泣**（胆经）。

正中线旁开 3 寸为**本神**（胆经）。

正中线旁开 4.5 寸额角处为**头维**（胃经）。

三、侧头部腧穴

在侧头部腧穴定位中，一共有 15 个腧穴，其中三焦经 4 个，胆经 9 个，经外奇穴 2 个。

1. **耳尖**：耳郭最高点处即为奇穴**耳尖**。

取穴方法：将耳郭对折，取最高点即为**耳尖**。

2. **角孙**：耳尖正对发际处的是手少阳三焦经**角孙**穴。

取穴方法：将耳郭对折，最高点与发际相平处即为**角孙**穴。

3. **翳风**：耳垂后方，乳突下端前方凹陷中的是手少阳三焦经**翳风**穴。

取穴方法：耳垂后方有一明显凹陷，乳突下端前方凹陷处取**翳风**穴。

4. **瘈脉**：**角孙**与**翳风**沿耳轮弧形连线的上 2/3 与下 1/3 的交点处是手少阳三焦经**瘈脉**穴。

取穴方法：首先确定**耳尖**正对发际处，取**角孙**穴，在乳突下端前方凹陷处取**翳风**穴，**角孙**与**翳风**沿耳轮弧形连线的上 2/3 与下 1/3 的交点处取**瘈脉**穴。

5. **颅息**：**角孙**与**翳风**沿耳轮弧形连线的上 1/3 与下 2/3 的交点处是手少阳三焦经**颅息**穴。

取穴方法：先确定**耳尖**正对发际处，取**角孙**穴，在乳突下端前方凹陷处取**翳风**穴，**角孙**与**翳风**沿耳轮弧形连线的上 1/3 与下 2/3 的交点处取**颅息**穴。

6. **翳明**：**翳风**穴后 1 寸为经外奇穴**翳明**穴。

取穴方法：结合拇指同身寸取 1 寸，**翳风**穴后 1 寸处取**翳明**穴。

7. **率谷**：耳尖直上入发际 1.5 寸的是足少阳胆经**率谷**穴。

取穴方法 1：沿耳尖往上推至顶骨结节，顶骨结节至耳尖连线中点处取**率谷**穴。

取穴方法 2：结合一夫法的 3 寸取一半，即取 1.5 寸，耳尖直上入发际 1.5 寸处取**率谷**穴。

8. **天冲**：耳根后缘直上，入发际 2 寸的是足少阳胆经**天冲**穴。

取穴方法：沿耳根后缘做一垂线，经**率谷**穴做一水平线，两线交点处即**率谷**后 0.5 寸处取**天冲**穴。

9. **完骨**：耳后乳突的后下方凹陷中的是足少阳胆经**完骨**穴。

取穴方法：耳后骨面突起最高处即为耳后乳突，在耳后乳突的后下方凹陷中取**完骨**穴。

10. **浮白**：**天冲**至**完骨**的弧形连线（其弧度与耳郭弧度相应）的上 1/3 与下 2/3 交点处为足少阳胆经**浮白**穴。

取穴方法：首先取**率谷**后 0.5 寸处的**天冲**穴和耳后乳突后下方凹陷中的**完骨**穴，两穴的弧形连线（其弧度与耳郭弧度相应）的上 1/3 与下 2/3 交点处取**浮白**穴。

11. **头窍阴**：**天冲**至**完骨**的弧形连线（其弧度与耳郭弧度相应）的上 2/3 与下 1/3 的交点处是足少阳胆经**头窍阴**穴。

取穴方法：首先取**率谷**后 0.5 寸处的**天冲**穴和耳后乳突后下方凹陷中的**完骨**穴，两穴的弧形连线（其弧度与耳郭弧度相应）的上 2/3 与下 1/3 交点处取**头窍阴**穴。

12. **曲鬓**：耳前鬓角发际后缘与耳尖水平线的交点的是足少阳胆经**曲鬓**穴。

取穴方法：沿耳前鬓角发际后缘做一垂线，经耳尖做一水平线，两条线交点处取**曲鬓**穴。

13. **颔厌**：**头维**至**曲鬓**的弧形连线（其弧度与鬓发弧度相应）的上 1/4 与下 3/4 的交点是足少阳胆经**颔厌**穴。

取穴方法：先确定**头维**（胃经，额角直上入发际 0.5 寸）至**曲鬓**的弧形连线的上 1/4 与下 3/4 的交点处取**颔厌**穴。

14. **悬颅**：**头维**至**曲鬓**的弧形连线（其弧度与鬓发弧度相应）的

中点的是足少阳胆经**悬颅**穴。

取穴方法：先确定**头维**（胃经，额角直上入发际 0.5 寸），至**曲鬓**的弧形连线的中点处取**悬颅**穴。

15. **悬厘**：**头维**至**曲鬓**的弧形连线（其弧度与鬓发弧度相应）的上 3/4 与下 1/4 的交点是足少阳胆经**悬厘**穴。

取穴方法：先确定**头维**（胃经，额角直上入发际 0.5 寸），至**曲鬓**的弧形连线的上 3/4 与下 1/4 的交点处取**悬厘**穴。

四、后头部腧穴

在后头部腧穴中，一共有 9 个腧穴。其中督脉 5 个腧穴，足太阳膀胱经、足少阳胆经各 2 个腧穴。确定相应的骨度分寸，前发际正中至后发际正中是 12 寸。两**完骨**（乳突）之间是 9 寸。

1. **后顶**：后发际正中直上 5.5 寸的是督脉的**后顶**穴。

取穴方法：根据前后发际正中之间 12 寸，取中点 6 寸，略向前 0.5 寸处为**后顶**穴。

2. **强间**：后发际正中直上 4 寸的是督脉的**强间**穴。

取穴方法：前后发际之间 3 等分，取前 2/3 与后 1/3 交点处，即后发际正中直上 4 寸处为**强间**穴。

3. **脑户**：枕外隆凸的上缘凹陷中的是督脉的**脑户**穴。

取穴方法：自后发际正中向上推至枕外隆凸上缘凹陷处为**脑户**穴。

4. **风府**：枕外隆凸直下，两侧斜方肌之间凹陷中的是督脉的**风府**。

取穴方法1：结合拇指同身寸，后发际正中直上1寸处为**风府**穴。

取穴方法2：头稍仰，项部斜方肌松弛，从项后发际正中上推至枕骨而止，即枕外隆凸直下，两侧斜方肌之间凹陷处为**风府**穴。

5. **哑门**：第2颈椎棘突上际凹陷中，后正中线上的是督脉的**哑门**穴。

取穴方法1：结合拇指同身寸，取后发际正中直上0.5寸处为**哑门**穴。

取穴方法2：正坐头稍仰，使颈部斜方肌放松，从项后发际正中上推，寻找第2颈椎棘突，在其上缘凹陷中为**哑门**穴。

6. **玉枕**：横平枕外隆凸上缘，后正中线旁开1.3寸的是足太阳膀胱经的**玉枕**穴。

取穴方法1：**完骨**至后正中线为4.5寸，取三等分点，略向正中0.2寸，即后正中线旁开1.3寸处，横平枕外隆凸上缘处取穴。

取穴方法2：正坐，斜方肌外侧缘直上与枕外隆凸上缘水平线的交点，横平**脑户**穴（督脉）为**玉枕**穴。

7. **天柱**：横平第2颈椎棘突上际，斜方肌外侧缘的是足太阳膀胱经的**天柱**穴。

取穴方法1：**完骨**至后正中线为4.5寸，取三等分点，略向正中0.2寸，即后正中线旁开1.3寸处；从项后发际正中上推，寻找第2颈椎棘突，横平第2颈椎棘突上际处为**天柱**穴。

取穴方法2：正坐，斜方肌外侧缘直上与第2颈椎棘突上际水平线交点为**天柱**穴。

8. **风池**：枕骨之下，胸锁乳突肌上端与斜方肌上端之间的凹陷中是足少阳胆经的**风池**穴。

取穴方法 1：俯卧或俯伏坐位，沿项后斜方肌外缘向上推至枕骨之下，与**风府**（督脉）相平处为**风池**穴。

取穴方法 2：俯卧或俯伏坐位，**完骨**至后正中线为 4.5 寸，取中点即正中线旁开 2.25 寸，向上推至枕骨之下为**风池**穴。

9. **脑空**：横平枕外隆凸的上缘，**风池**直上的是足少阳胆经的**脑空**穴。

取穴方法：横平枕外隆凸的上缘，沿**风池**穴直上推至凹陷处为**脑空**穴。

小结：后头部位横向相平的穴位有：

横平枕外隆凸的上缘，后正中线上为**脑户**（督脉）；旁开 1.3 寸为**玉枕**（膀胱经）；旁开 2.25 寸为**脑空**（胆经）。

横平第 2 颈椎棘突上际，后正中线上为**哑门**（督脉）；旁开 1.3 寸为**天柱**（膀胱经）。

枕骨之下，后正中线上为**风府**（督脉）；旁开 2.25 寸为**风池**（胆经）。

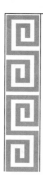

第六章

颈部常用腧穴比较定位

颈部胸锁乳突肌附近腧穴定位记忆困难大，容易混淆。颈部需要用到胸锁乳突肌定位的穴位有 8 个，定位比较有规律。

正坐侧头，颈部最明显的、突起的、长条状的肌肉为胸锁乳突肌。腧穴纵向取穴主要用到的标志是胸锁乳突肌的前缘、后缘或中点处，横向则是平喉结、下颌角等明显标志。

我们按照从上到下的顺序，首先定位平下颌角的两个腧穴：**天容**和**天牖**。

1. **天容**：平下颌角，胸锁乳突肌前缘凹陷处为**天容**穴，属手太阳小肠经。

取穴方法：面部口角后下方的骨性轮廓就是下颌角。下颌角水平往后，划到胸锁乳突肌前缘凹陷处，此处为**天容**穴。

2. **天牖**：平下颌角，胸锁乳突肌后缘凹陷处为**天牖**穴，属手少阳三焦经。

取穴方法：从**天容**继续往后，划到胸锁乳突肌的后缘凹陷，此处为**天牖**穴。

3. **人迎**：结喉旁，胸锁乳突肌前缘，颈总动脉搏动处为**人迎**穴，属足阳明胃经。

取穴方法：先确定喉结，男性特征非常显著，女性需微微仰头。过喉结做水平线，与喉结相平，胸锁乳突肌前缘，稍用力可以感受到颈总动脉搏动的位置，为**人迎**穴。

4. **天窗**：喉结旁，胸锁乳突肌后缘凹陷处为**天窗**穴，属手太阳小肠经。

取穴方法：从人迎穴向后，胸锁乳突肌后缘处取**天窗**穴。

5. **扶突**：横平喉结，胸锁乳突肌前、后缘中间是**扶突**穴，属手阳明大肠经。

取穴方法：人迎穴与天窗穴中点处，即横平喉结，胸锁乳突肌前、后缘中间为**扶突**穴。

6. **天鼎**：横平环状软骨，胸锁乳突肌的后缘的是**天鼎**穴，属手阳明大肠经。

取穴方法：沿着喉结往下推，手下出现柔软感，并触及环状特点的部位即环状软骨。横平环状软骨，胸锁乳突肌的后缘的是**天鼎**穴。

7. **水突**：横平环状软骨，胸锁乳突肌的前缘的是**水突**穴，属足阳明胃经。

取穴方法：沿着喉结往下推，触及环状软骨。横平环状软骨，胸锁乳突肌前缘的是**水突**穴。

8. **气舍**：锁骨上缘内侧，胸骨头与锁骨头中间的凹陷取**气舍**穴，属足阳明胃经。

取穴方法：自环状软骨继续向下触摸，在锁骨内侧端与胸骨之间有个凹陷，此处为锁骨上小窝，是**气舍**穴。

小结：颈部横向相平的穴位有：

横平下颌角，胸锁乳突肌前缘凹陷处为**天容**（小肠经），后缘为**天牖**（三焦经）。

横平喉结，胸锁乳突肌前缘凹陷处为**人迎**（胃经），后缘为**天窗**（小肠经），前后缘中点处为**扶突**（大肠经）。

横平环状软骨，胸锁乳突肌前缘凹陷处为**水突**（胃经），后缘为**天鼎**（大肠经）。

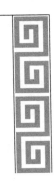

第七章

肩部常用腧穴比较定位

肩部疾病如肩周炎、冈上肌肌腱炎等为临床常见痛证，针灸镇痛疗效显著。临床治疗时，肩部腧穴较多，取穴时需相互对比参照，注意腧穴定位的准确性，有利于提高临床疗效。

肩部腧穴包括肩关节附近及肩胛部腧穴。

首先定位肩关节附近腧穴。

一、肩关节附近腧穴

在肩关节附近腧穴中，在肩关节上方有两个穴位，肩关节下方有3个穴位。按照从上至下顺序分别为**肩髃**、**肩髎**、**肩贞**、**肩前**、**极泉**。

一般将**肩髃**、**肩髎**、**肩贞**合称为"肩三针"，为治疗肩部疾患的常用组穴。

1. **肩髃**：在三角肌区，肩峰外侧缘前端与肱骨大结节两骨间凹陷中的是手阳明大肠经**肩髃**穴。

取穴方法：首先确定三角肌，用手触摸到肩外侧有一底向上、尖向下的三角形肌肉。外展肩关节，上臂平举，肩部出现两个凹陷，前方凹陷取**肩髃**穴。

2. **肩髎**：在三角肌区，肩峰角与肱骨大结节两骨间凹陷中的是手少阳三焦经**肩髎**穴。

取穴方法：外展肩关节，上臂平举，肩部出现两个凹陷，后方凹陷取**肩髎**穴。

3. **肩贞**：在肩关节后下方，腋后纹头直上 1 寸的是手太阳小肠经的**肩贞**穴。

取穴方法：正坐位，双手自然下垂，结合拇指同身寸取拇指 1 寸，在腋后纹头直上 1 寸为**肩贞**穴。

4. **肩前**：腋前皱襞顶端与肩髃连线的中点处，为经外奇穴**肩前**穴。

取穴方法：取穴时，需正坐垂肩，腋前皱襞顶端与肩髃连线的中点处取**肩前**穴。

5. **极泉**：腋窝中央，腋动脉搏动处取手少阴心经**极泉**穴。

取穴方法：上臂外展，上抬露出腋部，于腋窝正中腋动脉搏动处取**极泉**穴。

二、肩胛部腧穴

在肩胛部腧穴定位中，常以肩胛冈为取穴骨性标志，肩胛冈上方有 5 个穴位，下方有 2 个穴位。肩胛冈上方的穴位分别是**巨骨**、**秉风**、**曲垣**、**天髎**、**肩井**。肩胛冈下方的穴位分别是**臑俞**、**天宗**。

我们首先明确肩胛骨的简单解剖：肩胛骨在胸廓的后面，是倒置的三角形扁骨。

在背部触摸到的是肩胛骨的后面，在倒三角的中上方有一横行的骨嵴，称为肩胛冈，在肩胛骨上缘是肩胛冈上缘，在肩胛骨上方下缘是肩胛冈下缘，而肩胛冈上方及肩胛冈下方的浅窝则分别是冈上窝和冈下窝。

肩胛冈的最外侧扁平处是肩胛骨肩峰端，肩胛骨最下端突起是肩胛骨下角。肩胛骨内侧缘上端突起是肩胛骨上角。

1. **巨骨**：在锁骨肩峰端与肩胛冈之间的凹陷处是手阳明大肠经的**巨骨**穴。

取穴方法：正坐位，肩胛上方沿着锁骨向外推至肩部最外侧，即为锁骨肩峰端，与肩胛冈上缘最外侧端交点处为**巨骨**穴。

2. **秉风**：在肩胛冈中点上方冈上窝中的是手太阳小肠经的**秉风**穴。

取穴方法：正坐，自然垂臂，在肩胛部，先定出肩胛冈中点上约1寸，冈上窝中取**秉风**穴。也可先取冈下窝的**天宗**穴，**天宗**直上，冈上窝凹陷中取**秉风**穴。

3. **曲垣**：在肩胛冈内侧端上缘凹陷中的是手太阳小肠经的**曲垣**穴。

取穴方法 1：沿着肩胛冈上缘向脊柱方向推至肩胛冈内侧端，在内侧端上缘凹陷处为**曲垣**穴。

取穴方法 2：正坐自然垂臂，取**臑俞**与第 2 胸椎棘突连线的中点处为**曲垣**穴。

4. **天髎**：肩胛骨上角骨际凹陷中的是手少阳三焦经的**天髎**穴。

取穴方法：沿着肩胛冈上缘向脊柱方向推至肩胛冈内侧端，在内侧端上缘有一骨性突起，即为肩胛骨上角，肩胛骨上角骨际凹陷处为天髎穴。

5. **肩井**：第 7 颈椎棘突与肩峰最外侧点连线中点是足少阳胆经的**肩井**穴。

取穴方法：正坐低头，在颈部脊柱区出现一个明显突起。即第 7 颈椎棘突；沿着肩胛骨上缘推至肩部最外侧端，即肩峰最外侧点，将两个点做一条连线，其中点为**肩井**穴。

6. **臑俞**：腋后纹头直上，肩胛冈下缘凹陷中的是手太阳小肠经的**臑俞**穴。

取穴方法：沿着腋后纹头向上推至骨面，即肩胛冈下缘，在肩胛冈下缘凹陷中取**臑俞**穴。

7. **天宗**：肩胛区，肩胛冈中点与肩胛骨下角连线上 1/3 与下 2/3 交点凹陷中的是手太阳小肠经的**天宗**穴。

取穴方法 1：首先找肩胛冈上方内侧端与外侧端，两端连线即为肩胛冈中点，在肩胛骨最下端找到肩胛骨下角，将肩胛冈中点与肩胛骨下角作一连线，三等分，取连线上 1/3 与下 2/3 交点处为**天宗**穴。

取穴方法 2：正坐自然垂臂，在肩胛冈冈下窝中央凹陷中，与第 4 胸椎相平处取**天宗**穴。

取穴方法 3：结合拇指同身寸，取肩胛冈中点下缘下 1 寸处定位**天宗**穴。

小结：肩胛部腧穴纵向关系

定位腧穴时，**肩贞**与**臑俞**在一条纵线上，腋后纹头直上 1 寸为**肩贞**，**肩贞**直上至肩胛冈下缘为**臑俞**。**天宗**与**秉风**在一条纵线上，**天宗**在肩胛冈冈下窝中央凹陷中，**天宗**直上至冈上窝中央凹陷中，即为**秉风**。临床取穴时可相互参照。

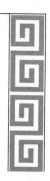

第八章

上肢常用腧穴横向分布

一、上 臂 部 穴

在上臂部腧穴定位中，有 6 个腧穴。其中手太阴肺经 2 个腧穴，手少阳三焦经 2 个腧穴，手阳明大肠经 1 个腧穴，手厥阴心包经 1 个腧穴。

首先明确腋前纹头、肘横纹；腋后纹头、肘尖；肱二头肌等肌性或骨性标志。

1. **天泉**：在腋前纹头下 2 寸，肱二头肌的长、短头之间的是手厥阴心包经的**天泉**穴。

取穴方法：肘部微弯曲，在腋前纹头与肘横纹之间做一连线，先取连线的上 1/3 与下 2/3 交点（即腋前纹头下 3 寸），再结合拇指同身寸向上 1 寸，可取腋前纹头下 2 寸，再触摸到肱二头肌隆起的纵向中线，即可取到长、短头之间，为**天泉**穴。

2. **天府**：在前臂前区，肱二头肌的桡侧沟中，腋前纹头下 3 寸的是手太阴肺经的**天府**穴。

取穴方法：肘横纹与腋前纹头连线的上 1/3 与下 2/3 交点水平线

上，即腋前纹头下 3 寸，再触摸到肱二头肌隆起处的外侧缘处，为**天府**穴。

3. **侠白**：在前臂前区，肱二头肌的桡侧沟中，腋前纹头下 4 寸的是手太阴肺经的**侠白**穴。

取穴方法：腋前纹头至肘横纹连线的上 1/3 与下 2/3 交点，即腋前纹头下 3 寸，结合拇指同身寸向下 1 寸，即为腋前纹头下 4 寸，肱二头肌外侧缘处为**侠白**穴。

4. **清泠渊**：在臂后区，肘尖与肩峰角连线上，肘尖上 2 寸的是手少阳三焦经的**清泠渊**穴。

取穴方法：上肢自然下垂并微屈肘，将肘尖与肩峰角做一连线，腋后纹头水平与肘尖连线取上 2/3 与下 1/3 交点，即腋后纹头下 3 寸结合拇指同身寸向下 1 寸，即肘尖上 2 寸，在横纵坐标交点凹陷中，为**清泠渊**穴。

5. **臂臑**：在臂部，**曲池**上 7 寸，三角肌前缘处的是手阳明大肠经的**臂臑**穴。

取穴方法 1：外展肩关节，三角肌止点处为**臂臑**穴。

取穴方法 2：肘横纹与腋前纹头连线的上 2/3 与下 1/3 交点水平线上，即**曲池**上 6 寸，结合拇指同身寸向上 1 寸，再触摸到三角肌止点处为**臂臑**穴。

6. **臑会**：在臂后区，肩峰角下 3 寸，三角肌的后下缘的是手少阳三焦经的**臑会**穴。

取穴方法：上肢自然下垂并微屈肘，采用一夫法取 3 寸，在肩峰角下，三角肌的后下缘处为**臑会**穴。

二、前 臂 部 穴

在前臂部腧穴定位中，有 18 个腧穴。其中腕横纹上 0.5 寸有 1 个腧穴；腕横纹上 1 寸有 2 个腧穴；腕横纹上 1.5 寸有 1 个腧穴；腕横纹上 2 寸有 2 个腧穴；腕横纹上 3 寸有 4 个腧穴；腕横纹上 4 寸有 1 个腧穴；腕横纹上 5 寸至肘横纹下 2 寸有 7 个腧穴。

（一）平腕横纹上 0.5 寸腧穴

阴郄：在前臂前区，腕掌侧远端横纹上 0.5 寸，在尺侧腕屈肌腱的桡侧缘的是手少阴心经的**阴郄**穴。

取穴方法 1：伸臂仰掌，在腕横纹上方用拇指同身寸或中指同身寸取 1 寸折半，与尺侧腕屈肌腱的桡侧缘交点处为**阴郄**穴。

取穴方法 2：仰掌，将肘横纹与腕掌侧远端横纹连线十二等分，取腕掌侧远端横纹上 1 寸，折半取 0.5 寸，与尺侧腕屈肌腱的桡侧缘交点处为**阴郄**穴。

（二）平腕横纹上 1 寸腧穴

掌侧有**经渠**（肺经）、**通里**（心经）2 个穴位。

1. **经渠**：在前臂前区，腕掌侧远端横纹上 1 寸，桡骨茎突与桡动脉之间的是手太阴肺经的**经渠**穴。

取穴方法 1：侧掌，将肘横纹与腕掌侧远端横纹连线十二等分，取腕掌侧远端横纹上 1 寸，桡骨茎突内侧与桡动脉之间为**经渠**穴。

取穴方法 2：结合拇指同身寸，于腕掌侧远端横纹上取 1 寸，桡骨茎突内侧与桡动脉之间为**经渠**穴。

2. **通里**：在前臂前区，腕掌侧远端横纹上 1 寸，在尺侧腕屈肌腱桡侧缘的是手少阴心经的**通里**穴。

取穴方法 1：伸臂仰掌，将肘横纹与腕横纹连线十二等分，取腕掌侧远端横纹上 1 寸，与尺侧腕屈肌腱的桡侧缘交点处为**通里**穴。

取穴方法 2：在腕横纹上方用拇指同身寸或中指同身寸取 1 寸，与尺侧腕屈肌腱的桡侧缘交点处为**通里**穴。

（三）平腕横纹上 1.5 寸腧穴

灵道：在前臂前区，腕掌侧远端横纹上 1.5 寸，在尺侧腕屈肌腱的桡侧缘的是手少阴心经的**灵道**穴。

取穴方法：伸臂仰掌，将肘横纹与腕掌横纹连线八等分，取腕掌侧远端横纹上 1 份，即腕掌横纹上 1.5 寸，与尺侧腕屈肌腱的桡侧缘交点处为**灵道**穴。

（四）平腕横纹上 2 寸腧穴

掌侧有**内关**（心包经），腕背侧有**外关**（三焦经），两个穴位。

1. **内关**：在前臂前区，腕掌侧远端横纹上 2 寸，掌长肌腱与桡侧腕屈肌腱之间的是手厥阴心包经的**内关**穴。

取穴方法：伸臂仰掌，肘横纹与腕横纹连线六等分，取腕掌侧远端横纹上 1 份，即为腕掌横纹上 2 寸；握拳屈腕，掌长肌腱与桡侧腕屈肌腱中央处为**内关**穴。

2. **外关**：在前臂后区，腕背侧远端横纹上 2 寸，尺骨与桡骨间隙中点是手少阳三焦经的**外关**穴。

取穴方法：屈肘，肘尖与腕背横纹连线六等分，取腕背侧远端横纹上 1 份，即上 2 寸处，尺骨与桡骨间隙中点处为**外关**穴。

（五）平腕横纹上 3 寸腧穴

掌侧有**间使**（心包经），腕背侧有**支沟**（三焦经）、**会宗**（三焦经）、**偏历**（大肠经），共 4 个穴。

1. **间使**：在前臂前区，腕掌侧远端横纹上 3 寸，掌长肌腱与桡侧腕屈肌腱之间的是手厥阴心包经的**间使**穴。

取穴方法：伸臂仰掌，肘横纹与腕横纹连线四等分，取腕掌侧远端横纹上 1 份，即为腕掌横纹上 3 寸；握拳屈腕，掌长肌腱与桡侧腕屈肌腱中央处为**间使**穴。

2. **支沟**：在前臂后区，腕背侧远端横纹上 3 寸，尺骨与桡骨间隙中点的是手少阳三焦经的**支沟**穴。

取穴方法：屈肘，肘尖与腕背横纹连线为四等分，取腕背侧远端横纹上 1 份，即为腕背横纹上 3 寸，尺骨与桡骨间隙中点处为**支沟**穴。

3. **会宗**：在前臂后区，腕背侧远端横纹上 3 寸，在尺骨的桡侧缘的是手少阳三焦经的**会宗**穴。

取穴方法：屈肘，肘尖与腕背横纹连线为四等分，取腕背侧远端横纹上 1 份，即为腕背横纹上 3 寸，尺骨的桡侧缘处为**会宗**穴。

4. **偏历**：在前臂，腕背侧远端横纹上 3 寸，**阳溪**与**曲池**连线上的是手阳明大肠经的**偏历**穴。

取穴方法：屈肘，**曲池**与**阳溪**连线四等分，取腕背侧远端横纹上 1 份，即为腕背横纹上 3 寸**偏历**穴。

（六）平腕横纹上 4 寸腧穴

三阳络：在前臂后区，腕背侧远端横纹上 4 寸，在尺骨与桡骨间隙中点的是手少阳三焦经的**三阳络**穴。

取穴方法：屈肘，肘尖与腕背横纹连线为三等分，取腕背侧远端横纹上 1 份，即为腕背横纹上 4 寸，尺骨与桡骨间隙中点取三阳络穴。

（七）平腕横纹上 5 寸腧穴

掌侧有**郄门**穴（心包经），背侧有**温溜**穴（大肠经），共 2 个穴位。

1. **郄门**：在前臂前区，腕掌侧远端横纹上 5 寸，掌长肌腱与桡侧腕屈肌腱之间的是手厥阴心包经的**郄门**穴。

取穴方法：伸臂仰掌，肘横纹与腕横纹连线三等分，取腕掌侧远端横纹上 1 份即为上 4 寸；再结合拇指同身寸向上 1 寸即为上 5 寸；握拳屈腕，于掌长肌腱与桡侧腕屈肌腱中央处为**郄门**穴。

2. **温溜**：在前臂，腕背侧远端横纹上 5 寸，**阳溪**与**曲池**连线上的是手阳明大肠经的**温溜**穴。

取穴方法：屈肘，**曲池**与**阳溪**连线二等分，中点即为腕背横纹上 6 寸，再结合拇指同身寸向下 1 寸，即为腕背侧远端横纹上 5 寸的**温溜**穴。

（八）平腕横纹上 7 寸腧穴

掌侧有**孔最**（肺经），腕背侧有**四渎**（三焦经），共 2 个穴。

1. **孔最**：在前臂前区，腕掌侧远端横纹上 7 寸，**尺泽**与**太渊**的连线上的是手太阴肺经的**孔最**穴。

取穴方法：伸臂仰掌，肘横纹与腕横纹连线中点处为 6 寸，再结合拇指同身寸向上 1 寸，即为上 7 寸，桡骨内侧缘处为**孔最**穴。

2. **四渎**：在前臂后区，肘尖下 5 寸，即腕背横纹上 7 寸，尺骨与桡骨间隙中点的是手少阳三焦经**四渎**穴。

取穴方法：屈肘，**曲池**与**阳溪**连线二等分，中点即为腕背横纹上 6 寸，再结合拇指同身寸向肘侧 1 寸，即为腕背侧远端横纹上 7 寸，尺骨与桡骨间隙中点处为**四渎**穴。

（九）平肘横纹下 4 寸、3 寸、2 寸腧穴

肘横纹下 4 寸、3 寸、2 寸处各有 1 个穴，分别是下廉（大肠经）、上廉（大肠经）、手三里（大肠经）。

1. **下廉**：在前臂，肘横纹下 4 寸，**阳溪**与**曲池**连线上的是手阳明大肠经的**下廉**穴。

取穴方法：屈肘，**曲池**与**阳溪**连线三等分，取肘横纹下 1 份，即肘横纹下 4 寸处的**下廉**穴。

2. **上廉**：前臂，肘横纹下 3 寸，**阳溪**与**曲池**连线上的是手阳明大肠经的**上廉**穴。

取穴方法：屈肘，**曲池**与**阳溪**连线四等分，取肘横纹下 1 份，即肘横纹下 3 寸处的**上廉**穴。

3. **手三里**：在前臂，肘横纹下 2 寸，**阳溪**与**曲池**连线上的是手阳明大肠经的**手三里**穴。

取穴方法：屈肘，**曲池**与**阳溪**连线六等分，取肘横纹下 1 份，即肘横纹下 2 寸处的**手三里**穴。

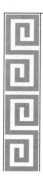

第九章

胸部常用腧穴横向分布

胸部经络排列比较有规律，循行经络主要有任脉、肾经、胃经、脾经、肺经等。

位于人体前正中线的是任脉，旁开 2 寸的是肾经，旁开 4 寸的是胃经，旁开 6 寸的是脾经（第 2 肋及以下）和肺经（第 1 肋及锁骨下）。

腧穴定位中需要用到肋间隙，一般以胸骨角作为定位肋间隙的标志。将手掌置于胸骨中上部位，手下突起为胸骨角，是胸骨柄与胸骨体相接形成的明显突起，平对第 2 肋，可由此向上或向下确定肋间隙。

一、锁骨下缘腧穴

在胸部腧穴定位中，平锁骨下缘有 4 个腧穴。按照从中间到两侧的顺序，分别为**璇玑**穴（任脉）、**俞府**穴（肾经）、**气户**穴（胃经）、**云门**穴（肺经）。

1. **璇玑**：人体前正中线上，胸骨上窝下 1 寸，属于任脉。

取穴方法 1：胸骨最上端凹陷为胸骨上窝，应用拇指同身寸，可取到**璇玑**穴。

取穴方法 2：胸骨上窝至剑胸结合部连线九等分，自胸骨上窝向下直取 1 寸，即为**璇玑**穴。

2. **俞府**：平锁骨下缘，前正中线旁开 2 寸的是足少阴肾经**俞府**穴。

取穴方法 1：直立垂手，颈部与胸廓交界处突起的骨为锁骨，沿锁骨的下缘做水平线。前正中线至锁骨中线为 4 寸，取中点即为旁开 2 寸，向上做垂线，与锁骨下缘水平线相交处为**俞府**穴。

取穴方法 2：喙突内侧缘至前正中线骨度为 6 寸，三等分后取 1 份，即正中线旁开 2 寸，向下做垂线，与锁骨下缘水平线相交处为**俞府**穴。

3. **气户**：平锁骨下缘，前正中线旁开 4 寸的是足阳明胃经**气户**穴。

取穴方法 1：前正中线至**乳中**为 4 寸，向上做垂线，与锁骨下缘水平线相交处为**气户**穴。

取穴方法 2：喙突内侧缘至前正中线骨度为 6 寸，三等分后取 2 份，即正中线旁开 4 寸，向下做垂线，与锁骨下缘水平线相交处为**气户**穴。

4. **云门**：平锁骨下缘，前正中线旁开 6 寸的是手太阴肺经的**云门**穴。

取穴方法：在胸部，锁骨下窝凹陷中，肩胛骨喙突内缘，前正中线旁开 6 寸。

二、平第1肋间隙腧穴

在胸部腧穴定位中，平第1肋间隙的有4个腧穴。按照从中间到两侧的顺序分别为**华盖**穴（任脉）、**彧中**穴（肾经）、**库房**穴（胃经）、**中府**穴（肺经）。

首先，定位第1肋间隙。我们将手掌置于胸骨中上部位，手下凸起为胸骨角，是胸骨柄与胸骨体相接形成的明显凸起，平对第2肋，第2肋上方的凹陷即为第1肋间隙。

1. **华盖**：位于人体前正中线上，平第1肋间隙，属任脉穴。

2. **彧中**：前正中线旁开2寸，平第1肋间隙，属足少阴肾经穴。

取穴方法1：前正中线至**乳中**为4寸，取中点即为旁开2寸，向上做垂线，与第1肋间隙水平线相交点为**彧中**穴。

取穴方法2：取穴时也可根据喙突内侧缘至前正中线骨度为6寸，三等分后取1份，即正中线旁开2寸，向下做垂线，与第1肋间隙相交处为**彧中**穴。

3. **库房**：前正中线旁开4寸，平第1肋间隙，属足阳明胃经穴。

取穴方法1：前正中线至**乳中**为4寸，自**乳中**向上做垂线，与第1肋间隙水平线相交点为**库房**穴。

取穴方法2：取穴时也可根据喙突内侧缘至前正中线骨度为6寸，三等分后取2份，即正中线旁开4寸，向下做垂线，与第1肋间隙相交处为**库房**穴。

4. **中府**：前正中线旁开6寸，平第1肋间隙，属手太阴肺经穴。

取穴方法：喙突内侧缘至前正中线骨度为6寸，喙突内侧缘向下做垂线，与第 1 肋间隙水平线相交点为**中府**穴。

三、平第 2 肋间隙腧穴

在胸部腧穴定位中，平第 2 肋间隙的有 4 个腧穴。按照从中间到两侧的顺序分别为**紫宫**穴（任脉）、**神藏**穴（肾经）、**屋翳**穴（胃经）、**周荣**穴（脾经）。

首先，定位第 2 肋间隙。我们将手掌置于胸骨中上部位，手下凸起为胸骨角，是胸骨柄与胸骨体相接形成的明显凸起，平对第 2 肋，第 2 肋下方的凹陷即为第 2 肋间隙。

1. **紫宫**：位于人体前正中线上，平第 2 肋间隙，属任脉穴。

2. **神藏**：前正中线旁开 2 寸，平第 2 肋间隙，属足少阴肾经穴。

取穴方法 1：前正中线至**乳中**为 4 寸，取中点即为旁开 2 寸，向上做垂线，与第 2 肋间隙水平线相交点为**神藏**穴。

取穴方法 2：喙突内侧缘至前正中线骨度为 6 寸，三等分后取 1 份，即正中线旁开 2 寸，向下做垂线，与第 2 肋间隙水平线相交点为**神藏**穴。

3. **屋翳**：前正中线旁开 4 寸，平第 2 肋间隙，属足阳明胃经穴。

取穴方法 1：前正中线至**乳中**为 4 寸，自**乳中**向上做垂线，与第 2 肋间隙水平线相交点为**屋翳**穴。

取穴方法 2：喙突内侧缘至前正中线骨度为 6 寸，三等分后取开 2 份，即正中线旁 4 寸，向下做垂线，与第 2 肋间隙水平线相交点为**屋翳**穴。

4. **周荣**：前正中线旁开 6 寸，平第 2 肋间隙，属足太阴脾经。

取穴方法：喙突内侧缘至前正中线骨度为 6 寸，喙突内侧缘向下做垂线，与第 2 肋间隙水平线相交点为**周荣**穴。

四、平第 3 肋间隙腧穴

在胸部腧穴定位中，平第 3 肋间隙的有 4 个腧穴。按照从中间到两侧的顺序分别为**玉堂**穴（任脉）、**灵墟**穴（肾经）、**膺窗**穴（胃经）、**胸乡**穴（脾经）。

首先，定位第 3 肋间隙。我们将手掌置于胸骨中上部位，手下突起为胸骨角，是胸骨柄与胸骨体相接形成的明显突起，平对第 2 肋，向下触及第 3 肋，肋骨下方的凹陷即为第 3 肋间隙。

1. **玉堂**：位于人体前正中线上，与第 3 肋间隙相平，属任脉穴。

2. **灵墟**：前正中线上旁开 2 寸，与第 3 肋间隙相平，属足少阴肾经穴。

取穴方法 1：前正中线至**乳中**为 4 寸，取中点即为旁开 2 寸，向上做垂线，与第 3 肋间隙水平线相交点为**灵墟**穴。

取穴方法 2：喙突内侧缘至前正中线骨度为 6 寸，三等分后取 1 份，即正中线旁开 2 寸，向下做垂线，与第 3 肋间隙水平线相交点为**灵墟**穴。

3. **膺窗**：前正中线旁开 4 寸，平第 3 肋间隙，属足阳明胃经穴。

取穴方法 1：前正中线至**乳中**为 4 寸，自**乳中**向上做垂线，与第 3 肋间隙水平线相交点为**膺窗**穴。

取穴方法 2：喙突内侧缘至前正中线骨度为 6 寸，三等分后取开 2 份，即正中线旁 4 寸，向下做垂线，与第 3 肋间隙水平线相交点为

膺窗穴。

4. **胸乡**：前正中线旁开 6 寸，平第 3 肋间隙，属足太阴脾经。

取穴方法：喙突内侧缘至前正中线骨度为 6 寸，喙突内侧缘向下做垂线，与第 3 肋间隙水平线相交点为**胸乡**穴。

五、平第 4 肋间隙腧穴

在胸部腧穴定位中，平第 4 肋间隙的腧穴比较多。按照从中间到两侧的顺序分别为**膻中**（任脉）、**神封**（肾经）、**乳中**（胃经）、**天池**（心包经）、**天溪**（脾经）、**辄筋**（胆经）、**渊腋**（胆经）。

临床取穴时，首先注意第 4 肋间隙的正确定位：首先，我们将手掌置于胸骨中上部位，手下突起为胸骨角，是胸骨柄与胸骨体相接形成的明显突起，平对第 2 肋，第 2 肋下方凹陷为第 2 肋间隙，往下可数至第 4 肋间隙。

1. **膻中**：位于前正中线上，平第 4 肋间隙，属任脉穴。

2. **神封**：前正中线旁开 2 寸，平第 4 肋间隙，属足少阴肾经穴。

取穴方法 1：前正中线至**乳中**为 4 寸，取中点即为旁开 2 寸，向上做垂线，与第 4 肋间隙水平线相交点为**神封**穴。

取穴方法 2：喙突内侧缘至前正中线骨度为 6 寸，三等分后取 1 份，即正中线旁开 2 寸，向下做垂线，与第 4 肋间隙水平线相交点为**神封**穴。

3. **乳中**：位于乳头中央，前正中线旁开 4 寸，平第 4 肋间隙，属足阳明胃经穴。

需要注意的是，**乳中**穴只作为取穴标志，不针不灸。

4. **天池**：前正中线上旁开 5 寸，与第 4 肋间隙相平，属手厥阴心包经穴。

取穴方法 1：从乳头中央处结合拇指同身寸，向外 1 寸处为**天池**穴。

取穴方法 2：喙突内侧缘至前正中线骨度为 6 寸，六等分取 5 份，即正中线旁开 5 寸处，向下做垂线，与第 4 肋间隙水平线相交点为**天池**。

5. **天溪**：前正中线旁开 6 寸，平第 4 肋间隙，属足太阴脾经穴。

取穴方法：喙突内侧缘至前正中线骨度为 6 寸，喙突内侧缘向下做垂线，与第 4 肋间隙水平线相交点为**天溪**穴。

6. **辄筋**：腋中线前 1 寸，平第 4 肋间隙，属足少阳胆经穴。

取穴方法：直立垂手，腋窝顶点的垂线为腋中线，结合拇指同身寸 1 寸，与第 4 肋间隙水平线交点处为**辄筋**穴。

7. **渊腋**：**辄筋**穴外 1 寸，即腋中线上，平第 4 肋间隙处，属足少阳胆经穴。

取穴方法：直立垂手，腋窝顶点的垂线为腋中线，与第 4 肋间隙水平线交点处为**渊腋**穴。

六、平第 5 肋间隙腧穴

在胸部腧穴定位中，平第 5 肋间隙的有 4 个腧穴，按照从中间到两侧的顺序分别为**中庭**穴（任脉）、**步廊**穴（肾经）、**乳根**穴（胃经）、**食窦**穴（脾经）。

　　临床取穴时，首先注意第 5 肋间隙的正确定位：首先，我们将手掌置于胸骨中上部位，手下突起为胸骨角，是胸骨柄与胸骨体相接形成的明显突起，平对第 2 肋，第 2 肋下方凹陷为第 2 肋间隙，往下可数至第 5 肋间隙。

　　1. **中庭**：剑胸结合中点处，前正中线上，属任脉穴。

　　取穴方法：吸气，于两侧肋弓与前正中线交点处，触及胸骨下端与剑突结合中点部位，即为**中庭**穴。

　　2. **步廊**：前正中线上旁开 2 寸，与第 5 肋间隙相平，属足少阴肾经穴。

　　取穴方法 1：前正中线至**乳中**为 4 寸，取中点即为旁开 2 寸，向上做垂线，与第 5 肋间隙水平线相交点为**步廊**穴。

　　取穴方法 2：喙突内侧缘至前正中线骨度为 6 寸，三等分后取 1 份，即正中线旁开 2 寸，向下做垂线，与第 5 肋间隙水平线相交点为**步廊**穴。

　　3. **乳根**：前正中线旁开 4 寸，平第 5 肋间隙，属足阳明胃经穴。

　　取穴方法 1：前正中线至**乳中**为 4 寸，自**乳中**向下做垂线，与第 5 肋间隙水平线相交点为**乳根**穴。

　　取穴方法 2：喙突内侧缘至前正中线骨度为 6 寸，三等分后取开 2 份，即正中线旁 4 寸，向下做垂线，与第 5 肋间隙水平线相交点为**乳根**穴。

　　4. **食窦**：前正中线旁开 6 寸，平第 5 肋间隙，属足太阴脾经穴。

　　取穴方法：喙突内侧缘至前正中线骨度为 6 寸，喙突内侧缘向下做垂线，与第 5 肋间隙水平线相交点为**食窦**穴。

七、平第 6 肋间隙腧穴

胸胁部平第 6 肋间隙的有 2 个腧穴，即前正中线旁开 4 寸的肝经**期门**穴及腋中线上的脾经**大包**穴。

肋间隙的确定方法：将手掌置于胸骨中上部位，手下突起为胸骨角，是胸骨柄与胸骨体相接形成的明显突起，平对第 2 肋，第 2 肋下方凹陷为第 2 肋间隙，往下可数至第 6 肋间隙。

1. **期门**：前正中线旁开 4 寸，平第 6 肋间隙，属足厥阴肝经穴。

取穴方法 1：前正中线至**乳中**为 4 寸，自**乳中**向下做垂线，与第 6 肋间隙水平线相交点为**期门**穴。

取穴方法 2：喙突内侧缘至前正中线骨度为 6 寸，三等分后取 2 份，即正中线旁 4 寸，向下做垂线，与第 6 肋间隙水平线相交点为**期门**穴。

2. **大包**：腋中线上，平第 6 肋间隙，属足太阴脾经穴。

取穴方法：直立垂手，腋窝顶点的垂线为腋中线，与第 6 肋间隙水平线交点处为**大包**穴。

八、平第 7 肋间隙腧穴

胸部平第 7 肋间隙有 1 个腧穴，日月穴（胆经）。

日月：平第 7 肋间隙，前正中线旁开 4 寸，属足少阳胆经的穴。

取穴方法 1：前正中线至**乳中**为 4 寸，自**乳中**向下做垂线，与第 7 肋间隙水平线相交点为**日月**穴。

取穴方法 2：喙突内侧缘至前正中线骨度为 6 寸，三等分后取开 2 份，即正中线旁 4 寸，向下做垂线，与第 7 肋间隙水平线相交点为**日月穴**。

九、其他定位中涉及肋骨或肋间隙的腧穴

1. **京门**：位于第 12 肋骨游离端的下际，属足少阳胆经穴。

取穴方法：平躺吸气，于腋中线之下，肋弓下际，可触及肋骨游离端，即第 12 肋骨游离端。第 12 肋骨游离端下际凹陷处为**京门**。

2. **章门**：在侧腹部，在第 11 肋游离端的下际，属足厥阴肝经穴。

取穴方法 1：侧卧举臂，从腋前线的肋弓软骨缘下方向前触摸第 11 肋骨游离端，在其下际取**章门**。

取穴方法 2：站立位，两臂夹紧，肘尖正对为第 11 肋游离端，该游离端的下方取**章门**。

3. **带脉**：在侧腹部，第 11 肋骨游离端垂线与脐水平线的交点上，属足少阳胆经穴。先取**章门**穴，向下引垂线，与脐水平线的交点处取**带脉**。

小结：胸部肋间隙相平腧穴

1. 平第 1 肋间隙的有 4 个腧穴，从中间到两侧分别为正中线上的**华盖**穴（任脉）、旁开 2 寸的**彧中**穴（肾经）、旁开 4 寸的**库房**穴（胃经）、旁开 6 寸的**中府**穴（肺经）。

2. 平第 2 肋间隙的有 4 个腧穴，从中间到两侧分别为正中线上的**紫宫**穴（任脉）、旁开 2 寸的**神藏**穴（肾经）、旁开 4 寸的**屋翳**穴

（胃经）、旁开6寸的**周荣**穴（脾经）。

3. 平第3肋间隙的有4个腧穴，从中间到两侧分别为正中线上的**玉堂**穴（任脉）、旁开2寸的**灵墟**穴（肾经）、旁开4寸的**膺窗**穴（胃经）、旁开6寸的**胸乡**穴（脾经）。

4. 平第4肋间隙的有7个腧穴，从中间到两侧分别为正中线上的**膻中**穴（任脉）、旁开2寸的**神封**穴（肾经）、旁开4寸的**乳中**穴（胃经）、旁开5寸的**天池**（心包经）、旁开6寸的**天溪**（脾经）；腋中线前1寸的**辄筋**（胆经）、腋中线上的**渊腋**（胆经）。

5. 平第5肋间隙的有4个腧穴，从中间到两侧分别为正中线上的**中庭**穴（任脉）、旁开2寸的**步廊**穴（肾经）、旁开4寸的**乳根**穴（胃经）、旁开6寸的**食窦**穴（脾经）。

6. 平第6肋间隙的有2个腧穴，即前正中线旁开4寸的**期门**穴（肝经），腋中线上的**大包**穴（脾经）。

7. 平第7肋间隙的有1个腧穴，即前正中线旁开4寸的**日月**穴（胆经）。

第十章

腹部常用腧穴横向分布

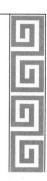

腹部经络由前正中线至两侧依次为任脉、肾经、胃经及脾经。位于前正中线上的为任脉穴，前正中线旁开0.5寸的为肾经穴，旁开2寸的为胃经穴，旁开4寸的为脾经穴。用到的骨度分寸主要是脐中与剑胸结合中点之间为8寸；脐中至耻骨联合上缘中点为5寸；乳头至前正中线间为4寸，喙突内侧缘至前正中线间为6寸。

一、上腹部腧穴

（一）平脐中上6寸

平脐中上6寸有3个腧穴，自前正中线向两侧依次为**巨阙**穴（任脉）、**幽门**穴（肾经）、**不容**穴（胃经）。

1. **巨阙**：位于脐中上6寸，前正中线上，属任脉穴。

取穴方法：肚脐中点与剑胸结合连线四等分后，取上3份，即脐中上6寸处取**巨阙**穴。

2. **幽门**：位于脐中上6寸，前正中线旁开0.5寸，属足少阴肾穴。

取穴方法1：结合拇指同身寸（1寸）二等分取旁开0.5寸，与脐中上 6 寸水平线相交处为**幽门穴**。

取穴方法 2：前正中线至乳中线八等分，取 1 份即为旁开 0.5 寸，向下做垂线，与脐中上 6 寸水平线相交处为**幽门穴**。

取穴方法 3：前正中线至喙突内侧缘十二等分，取 1 份即为旁开 0.5 寸，向下做垂线，与脐中上 6 寸水平线相交处为**幽门穴**。

3. **不容**：位于脐中上 6 寸，前正中线旁开 2 寸，属足阳明胃经穴。

取穴方法 1：前正中线至乳中线二等分，中点处即为旁开 2 寸，向下做垂线，与脐中上 6 寸水平线相交处**为不容穴**。

取穴方法 2：喙突内侧缘至前正中线骨度为 6 寸，三等分后取 1 份，即正中线旁开 2 寸，向下做垂线，与脐中上 6 寸水平线相交处**为不容穴**。

（二）平脐中上 5 寸

平脐中上 5 寸有 3 个腧穴，自前正中线向两侧依次为：**上脘**穴（任脉）、**腹通谷**穴（肾经）、**承满**穴（胃经）。

1. **上脘**：位于脐中上 5 寸，前正中线上，属任脉穴。

取穴方法：肚脐中点与剑胸结合连线八等分后，取上 5 份，即脐中上 5 寸处取穴。

2. **腹通谷**：位于脐中上 5 寸，前正中线旁开 0.5 寸，属足少阴肾经穴。

取穴方法 1：结合拇指同身寸（1 寸）二等分取旁开 0.5 寸，与脐中上 5 寸水平线相交处为**腹通谷穴**。

取穴方法 2：前正中线至乳中线八等分，取 1 份即为旁开 0.5 寸，向下做垂线，与脐中上 5 寸水平线相交处为**腹通谷**穴。

取穴方法 3：前正中线至喙突内侧缘十二等分，取 1 份即为旁开 0.5 寸，向下做垂线，与脐中上 5 寸水平线相交处为**腹通谷**穴。

3. **承满**：位于脐中上 5 寸，前正中线旁开 2 寸，属足阳明胃经穴。

取穴方法 1：前正中线至乳中线二等分，中点处即为旁开 2 寸，向下做垂线，与脐中上 5 寸水平线相交处为**承满**穴。

取穴方法 2：喙突内侧缘至前正中线骨度为 6 寸，三等分后取 1 份，即正中线旁开 2 寸，向下做垂线，与脐中上 5 寸水平线相交处为**承满**穴。

（三）平脐中上 4 寸

平脐中上 4 寸有 3 个腧穴，自前正中线向两侧依次为**中脘**穴（任脉）、**阴都**穴（肾经）、**梁门**穴（胃经）。

1. **中脘**：位于脐中上 4 寸，前正中线上。属任脉穴。

取穴方法：肚脐中点与剑胸结合连线二等分取中点，即脐中上 4 寸。

2. **阴都**：位于脐中上 4 寸，前正中线旁开 0.5 寸，属足少阴肾经穴。

取穴方法 1：结合拇指同身寸（1 寸）二等分取旁开 0.5 寸，与脐中上 4 寸水平线相交处为**阴都**穴。

取穴方法 2：前正中线至乳中线八等分，取 1 份，即为旁开 0.5 寸，向下做垂线，与脐中上 4 寸水平线相交处为**阴都**穴。

取穴方法 3：前正中线至喙突内侧缘十二等分，取 1 份，即为旁开 0.5 寸，向下做垂线，与脐中上 4 寸水平线相交处为阴穴。

3. **梁门**：位于脐中上 4 寸，前正中线旁开 2 寸，属足阳明胃经穴。

取穴方法 1：前正中线至**乳中**线二等分，中点处即为旁开 2 寸，向下做垂线，与脐中上 4 寸水平线相交处为**梁门**穴。

取穴方法 2：喙突内侧缘至前正中线骨度为 6 寸，三等分后取 1 份，即正中线旁开 2 寸，向下做垂线，与脐中上 4 寸水平线相交处为**梁门**穴。

（四）平脐中上 3 寸

平脐中上 3 寸有 4 个腧穴，自前正中线向两侧依次为：**建里**穴（任脉）、**石关**穴（肾经）、**关门**穴（胃经）、**腹哀**穴（脾经）。

1. **建里**：位于脐中上 3 寸，前正中线上，属任脉穴。

取穴方法：脐中与剑胸结合连线八等分后，取脐中上 3 份，即脐中上 3 寸处取**建里**穴。

2. **石关**：位于脐中上 3 寸，前正中线旁开 0.5 寸，属足少阴肾经穴。

取穴方法 1：结合拇指同身寸（1 寸）二等分取旁开 0.5 寸，与脐中上 3 寸水平线相交处为**石关**穴。

取穴方法 2：前正中线至**乳中**线八等分，取 1 份，即为旁开 0.5 寸，向下做垂线，与脐中上 3 寸水平线相交处为**石关**穴。

取穴方法 3：前正中线至喙突内侧缘十二等分，取 1 份，即为旁开 0.5 寸，向下做垂线，与脐中上 3 寸水平线相交处为**石关**穴。

3. **关门**：位于脐中上 3 寸，前正中线旁开 2 寸，属足阳明胃经穴。

取穴方法 1：前正中线至乳中线二等分，中点处即为旁开 2 寸，向下做垂线，与脐中上 3 寸水平线相交处为**关门穴**。

取穴方法 2：喙突内侧缘至前正中线骨度为 6 寸，三等分后取 1 份，即正中线旁开 2 寸，向下做垂线，与脐中上 3 寸水平线相交处为**关门穴**。

4. **腹哀**：位于脐中上 3 寸，前正中线旁开 4 寸，属足太阴脾经穴。

取穴方法 1：前正中线至乳中线为 4 寸，向下做垂线，与脐中上 3 寸水平线相交处为**腹哀**穴。

取穴方法 2：喙突内侧缘至前正中线骨度为 6 寸，三等分后每份为 2 寸，可取 2 份，即正中线旁开 4 寸，向下做垂线，与脐中上 3 寸水平线相交处为**腹哀**穴。

（五）平脐中上 2 寸

平脐中上 2 寸有 3 个腧穴，自前正中线向两侧依次为**下脘**穴（任脉）、**商曲**穴（肾经）、**太乙**穴（胃经）。

1. **下脘**：位于脐中上 2 寸，前正中线上，属任脉穴。

取穴方法：脐中与剑胸结合连线四等分后，取脐中上 1 份，即脐中上 2 寸处取**下脘**穴。

2. **商曲**：位于脐中上 2 寸，前正中线旁开 0.5 寸，属足少阴肾经穴。

取穴方法 1：结合拇指同身寸（1 寸）二等分取旁开 0.5 寸，与脐中上 2 寸水平线相交处为**商曲**穴。

取穴方法 2：前正中线至乳中线八等分，取 1 份，即为旁开 0.5 寸，向下做垂线，与脐中上 2 寸水平线相交处为**商曲**穴。

取穴方法3：前正中线至喙突内侧缘十二等分，取1份，即为旁开0.5寸，向下做垂线，与脐中上2寸水平线相交处为**商曲**穴。

3. **太乙**：位于脐中上2寸，前正中线旁开2寸，属足阳明胃经穴。

取穴方法1：前正中线至乳中线二等分，中点处即为旁开2寸，向下做垂线，与脐中上2寸水平线相交处为**太乙**穴。

取穴方法2：喙突内侧缘至前正中线骨度为6寸，三等分后取1份，即正中线旁开2寸，向下做垂线，与脐中上2寸水平线相交处为**太乙**穴。

（六）平脐中上1寸

平脐中上1寸有2个腧穴，自前正中线向两侧依次为**水分**穴（任脉）、**滑肉门**穴（胃经）。

1. **水分**：位于脐中上1寸，前正中线上，属任脉穴。

取穴方法：脐中与剑胸结合连线八等分后，取脐中上1份，即脐中上1寸处取**水分**穴。

2. **滑肉门**：位于脐中上1寸，前正中线旁开2寸，属足阳明胃经穴。

取穴方法1：前正中线至乳中线二等分，中点处即为旁开2寸，向下做垂线，与脐中上1寸水平线相交处为**滑肉门**穴。

取穴方法2：喙突内侧缘至前正中线骨度为6寸，三等分后取1份，即正中线旁开2寸，向下做垂线，与脐中上1寸水平线相交处为**滑肉门**穴。

（七）平脐中

在横平脐中水平线上腧穴定位中，有 5 个腧穴。自前正中线向两侧依次为**神阙**穴（任脉）、**肓俞**穴（肾经）、**天枢**穴（胃经）、**大横**穴（脾经）、**带脉**穴（胆经）。

1. **神阙**：位于肚脐正中央，属任脉穴。

2. **肓俞**：位于脐中旁开 0.5 寸，属足少阴肾经穴。

取穴方法 1：结合拇指同身寸（1 寸）二等分取旁开 0.5 寸，与脐水平线相交处为**肓俞**穴。

取穴方法 2：前正中线至乳中线八等分，取 1 份即为旁开 0.5 寸，向下做垂线，与脐水平线相交处为**肓俞**穴。

取穴方法 3：前正中线至喙突内侧缘十二等分，取 1 份即为旁开 0.5 寸，向下做垂线，与脐水平线相交处为**肓俞**穴。

3. **天枢**：位于脐中旁开 2 寸，属足阳明胃经穴。

取穴方法 1：前正中线至乳中线二等分，中点处即为旁开 2 寸，向下做垂线，与脐水平线相交处为**天枢**穴。

取穴方法 2：喙突内侧缘至前正中线骨度为 6 寸，三等分后取 1 份，即正中线旁开 2 寸，向下做垂线，与脐水平线相交处为**天枢**穴。

4. **大横**：位于脐中旁开 4 寸，属足太阴脾经穴。

取穴方法 1：前正中线至乳中线为 4 寸，向下做垂线，与脐水平线相交处为**大横**穴。

取穴方法 2：喙突内侧缘至前正中线骨度为 6 寸，三等分后每份为 2 寸，可取 2 份，即正中线旁开 4 寸，向下做垂线，与脐水平线相交处为**大横**穴。

5. **带脉**：第 11 肋骨游离端垂线与脐水平线的交点处，属足少阳胆经穴。

取穴方法：收腹，显露肋弓软骨缘，沿边缘向外下方至其底部稍下方，可触及第 11 肋骨游离端，于第 11 肋骨游离端垂线与脐水平线的交点处为**带脉穴**。

小结：上腹部横向定位腧穴

1. 平脐中上 6 寸的有 3 个腧穴，从前正中线向两侧依次为**巨阙穴**（任脉）、旁开 0.5 寸的**幽门穴**（肾经）、旁开 2 寸的**不容穴**（胃经）。

2. 平脐中上 5 寸的有 3 个腧穴，从前正中线向两侧依次为**上脘穴**（任脉）、旁开 0.5 寸的**腹通谷穴**（肾经）、旁开 2 寸的**承满穴**（胃经）。

3. 平脐中上 4 寸的有 3 个腧穴，从前正中线向两侧依次为正中线上的**中脘穴**（任脉）、旁开 0.5 寸的**阴都穴**（肾经）、旁开 2 寸的**梁门穴**（胃经）。

4. 平脐中上 3 寸有 4 个腧穴，自前正中线向两侧依次为**建里穴**（任脉）、旁开 0.5 寸的**石关穴**（肾经）、旁开 2 寸的**关门穴**（胃经）、旁开 4 寸的**腹哀穴**（脾经）。

5. 平脐中上 2 寸有 3 个腧穴，自前正中线向两侧依次为**下脘穴**（任脉）、旁开 0.5 寸的**商曲**（肾经）、旁开 2 寸的**太乙穴**（胃经）。

6. 平脐中上 1 寸有 2 个腧穴，自前正中线向两侧依次为**水分穴**（任脉）、旁开 2 寸的**滑肉门穴**（胃经）。

7. 在横平脐中水平线上有 5 个腧穴，自前正中线向两侧依次为**神阙穴**（任脉）、旁开 0.5 寸的**肓俞穴**（肾经）、旁开 2 寸的**天枢穴**

（胃经）、旁开 4 寸的**大横**穴（脾经）、**带脉**穴（胆经）。

二、下腹部腧穴

（一）平脐中下 1 寸

平脐中下 1 寸有 3 个腧穴，自前正中线向两侧依次为**阴交**穴（任脉）、**中注**穴（肾经）、**外陵**穴（胃经）。

1. **阴交**：位于脐中下 1 寸，前正中线上，属任脉穴。

取穴方法 1：脐中与耻骨联合上缘中点之间的骨度为 5 寸，五等分后取 1 份，即脐中下 1 寸处取穴。

取穴方法 2：结合拇指同身寸，脐中向下 1 寸处为**阴交**穴。

2. **中注**：位于脐中下 1 寸，前正中线旁开 0.5 寸，属足少阴肾经穴。

取穴方法 1：结合拇指同身寸（1 寸）二等分取旁开 0.5 寸，与脐中下 1 寸水平线相交处为**中注**穴。

取穴方法 2：前正中线至乳中线八等分，取 1 份，即为旁开 0.5 寸，向下做垂线，与脐中下 1 寸水平线相交处为**中注**穴。

取穴方法 3：前正中线至喙突内侧缘十二等分，取 1 份，即为旁开 0.5 寸，向下做垂线，与脐中下 1 寸水平线相交处为**中注**穴。

3. **外陵**：位于脐中下 1 寸，前正中线旁开 2 寸，属足阳明胃经穴。

取穴方法 1：前正中线至乳中线二等分，中点处即为旁开 2 寸，向下做垂线，与脐中下 1 寸水平线相交处为**外陵**穴。

取穴方法 2：喙突内侧缘至前正中线骨度为 6 寸，三等分后取 1 份，即正中线旁开 2 寸，向下做垂线，与脐中下 1 寸水平线相交处为**外陵**穴。

（二）平脐中下 2 寸

平脐中下 2 寸有 3 个腧穴，自前正中线向两侧依次为**石门**穴（任脉）、**四满**穴（肾经）、**大巨**穴（胃经）。

1. **石门**：位于脐中下 2 寸，前正中线上，属任脉穴。

取穴方法：脐中与耻骨联合上缘中点之间的骨度为 5 寸，五等分后取 2 份，即脐中下 2 寸处取穴。

2. **四满**：位于脐中下 2 寸，前正中线旁开 0.5 寸，属足少阴肾经穴。

取穴方法 1：结合拇指同身寸（1 寸）二等分取旁开 0.5 寸，与脐中下 2 寸水平线相交处为**四满**穴。

取穴方法 2：前正中线至乳中线八等分，取 1 份，即为旁开 0.5 寸，向下做垂线，与脐中下 2 寸水平线相交处为**四满**穴。

取穴方法 3：前正中线至喙突内侧缘十二等分，取 1 份，即为旁开 0.5 寸，向下做垂线，与脐中下 2 寸水平线相交处为**四满**穴。

3. **大巨**：位于脐中下 2 寸，前正中线旁开 2 寸，属足阳明胃经穴。

取穴方法 1：前正中线至乳中线二等分，中点处即为旁开 2 寸，向下做垂线，与脐中下 2 寸水平线相交处为**大巨**穴。

取穴方法 2：喙突内侧缘至前正中线骨度为 6 寸，三等分后取 1 份，即正中线旁开 2 寸，向下做垂线，与脐中下 2 寸水平线相交处为**大巨**穴。

（三）平脐中下 3 寸

平脐中下 3 寸有 4 个腧穴，自前正中线向两侧依次为**关元**（任脉）、**气穴**（肾经）、**水道**穴（胃经）、**五枢**穴（胆经）。

1. **关元**：位于脐中下 3 寸，前正中线上，属任脉穴。

取穴方法 1：脐中与耻骨联合上缘中点之间的骨度为 5 寸，五等分后取 3 份，即脐中下 3 寸处取**关元**穴。

取穴方法 2：结合一夫法，脐中向下一夫（3 寸）处取**关元**穴。

2. **气穴**：位于脐中下 3 寸，前正中线旁开 0.5 寸，属足少阴肾经穴。

取穴方法 1：结合拇指同身寸（1 寸）二等分取旁开 0.5 寸，与脐中下 3 寸水平线相交处为**气穴**。

取穴方法 2：前正中线至乳中线八等分，取 1 份，即为旁开 0.5 寸，向下做垂线，与脐中下 3 寸水平线相交处为**气穴**。

取穴方法 3：前正中线至喙突内侧缘十二等分，取 1 份，即为旁开 0.5 寸，向下做垂线，与脐中下 3 寸水平线相交处为**气穴**。

3. **水道**：位于脐中下 3 寸，前正中线旁开 2 寸，属足阳明胃经穴。

取穴方法 1：前正中线至乳中线二等分，中点处即为旁开 2 寸，向下做垂线，与脐中下 3 寸水平线相交处为**水道**穴。

取穴方法 2：喙突内侧缘至前正中线骨度为 6 寸，三等分后取 1 份，即正中线旁开 3 寸，向下做垂线，与脐中下 2 寸水平线相交处为**水道**穴。

4. **五枢**：位于髂前上棘内侧，脐中下 3 寸，属足少阳胆经穴。

取穴方法：沿髂前上棘最高点骨边缘往前方推循，末端有一突起即为髂前上棘，在髂前上棘内侧与脐中下 3 寸水平线相交处为**五枢**穴。

（四）平脐中下 4 寸

平脐中下 4 寸有 4 个腧穴，自前正中线向两侧依次为**中极**穴（任脉）、**大赫**穴（肾经）、**归来**穴（胃经）、**子宫**穴（经外奇穴）。

1. **中极**：位于脐中下 4 寸，前正中线上，属任脉穴。

取穴方法 1：脐中与耻骨联合上缘中点之间的骨度为 5 寸，五等分后取 4 份，即脐中下 4 寸处取**中极**穴。

取穴方法 2：结合拇指同身寸，耻骨联合上缘中点上 1 寸处取**中极**穴。

2. **大赫**：位于脐中下 1 寸，前正中线旁开 0.5 寸，属足少阴肾经穴。

取穴方法 1：结合拇指同身寸（1 寸）二等分取前正中线旁开 0.5 寸，与脐中下 4 寸水平线相交处为**大赫**。

取穴方法 2：前正中线至乳中线八等分，取 1 份，即为旁开 0.5 寸，向下做垂线，与脐中下 4 寸水平线相交处为**大赫**。

取穴方法 3：前正中线至喙突内侧缘十二等分，取 1 份，即为旁开 0.5 寸，向下做垂线，与脐中下 4 寸水平线相交处为**大赫**。

3. **归来**：位于脐中下 4 寸，前正中线旁开 2 寸，属足阳明胃经穴。

取穴方法 1：前正中线至乳中线二等分，中点处即为旁开 2 寸，向下做垂线，与脐中下 4 寸水平线相交处为**归来**穴。

取穴方法 2：喙突内侧缘至前正中线骨度为 6 寸，三等分后取 1 份，即正中线旁开 3 寸，向下做垂线，与脐中下 4 寸水平线相交处为**归来**穴。

4. **子宫**：位于脐中下 4 寸，前正中线旁开 3 寸，属经外奇穴。

取穴方法 1：前正中线至乳中线四等分，取 3 份即前正中线旁开 3 寸，向下做垂线，与脐中下 4 寸水平线相交处为**子宫**穴。

取穴方法 2：喙突内侧缘至前正中线二等分，取中点即为正中线旁开 3 寸，向下做垂线，与脐中下 4 寸水平线相交处为**子宫**穴。

（五）平耻骨联合上缘

平耻骨联合上缘有 4 个腧穴，自前正中线向两侧依次为**曲骨**穴（任脉）、**横骨**穴（肾经）、**气冲**穴（胃经）、**冲门**穴（脾经）。

1. **曲骨**：位于耻骨联合上缘，前正中线上，属任脉穴。

取穴方法：小腹部耻骨联合上缘中点处，大约是阴毛出现的边缘处为**曲骨**穴。

2. **横骨**：位于耻骨联合上缘，前正中线旁开 0.5 寸，属足少阴肾经穴。

取穴方法 1：结合拇指同身寸（1 寸）二等分取前正中线旁开 0.5 寸，与耻骨联合上缘水平线相交处为**横骨**。

取穴方法 2：前正中线至乳中线八等分，取 1 份，即为旁开 0.5 寸，向下做垂线，与耻骨联合上缘水平线相交处为**横骨**穴。

取穴方法 3：前正中线至喙突内侧缘十二等分，取 1 份，即为旁开 0.5 寸，向下做垂线，与耻骨联合上缘水平线相交处为**横骨**穴。

3. **气冲**：位于耻骨联合上缘中点，前正中线旁开 2 寸，属足阳明胃经穴。

取穴方法 1：前正中线至乳中线二等分，中点处即为旁开 2 寸，向下做垂线，与耻骨联合上缘水平线相交处为**气冲**穴。

取穴方法 2：喙突内侧缘至前正中线骨度为 6 寸，三等分后取 1 份，即正中线旁开 2 寸，向下做垂线，与耻骨联合上缘水平线相交处为**气冲**穴。

4. **冲门**：在腹股沟区，腹股沟斜纹中，髂外动脉搏动处的外侧，属足太阴脾经穴。

取穴方法 1：腹股沟斜纹中，横平耻骨联合上缘，当髂外动脉搏动处的外侧。

取穴方法 2：乳中线向下做垂线为前正中线旁开 4 寸，略向内 0.5 寸，即前正中线旁开 3.5 寸，与耻骨联合上缘水平线相交处为**冲门**穴。

取穴方法 3：喙突内侧缘至前正中线骨度为 6 寸，中点处即正中线旁开 3 寸，略向外 0.5 寸向下做垂线，即前正中线旁开 3.5 寸，与耻骨联合上缘水平线相交处为**冲门**穴。

（六）其他

1. **腹结**：上腹部，脐中下 1.3 寸，前正中线旁开 4 寸，属足太阴脾经穴。

取穴方法 1：前正中线至乳中线为 4 寸，向下做垂线；脐中与耻骨联合上缘之间的骨度五等分，每份为 1 寸，在脐中下 1 寸再略下 0.3 寸处，做水平线，垂线与水平线交点处为**腹结**穴。

取穴方法 2：喙突内侧缘至前正中线骨度为 6 寸，三等分后取 2 份，即正中线旁开 4 寸，向下做垂线；结合拇指同身寸，在脐中下 1 寸再略下 0.3 寸处为**腹结**穴。

2. **气海**：在上腹部，脐中下 1.5 寸，前正中线上，属任脉。

取穴方法 1：脐中与耻骨联合上缘之间的骨度五等分后每份为 1 寸，在脐中下 1.5 份，即 1.5 寸处取穴。

取穴方法 2：结合一夫法，脐中向下一夫（3 寸）处取**关元**穴，在脐中与**关元**穴连线中点处取**气海**穴。

小结：下腹部横向定位腧穴

1. 平脐中下 1 寸有 3 个腧穴，自前正中线向两侧依次为**阴交**穴（任脉）、旁开 0.5 寸的**中注**穴（肾经）、旁开 2 寸的**外陵**穴（胃经）。

2. 平脐中下 2 寸有 3 个腧穴，自前正中线向两侧依次为**石门**穴（任脉）、旁开 0.5 寸的**四满**穴（肾经）、旁开 2 寸的**大巨**穴（胃经）。

3. 平脐中下 3 寸有 4 个腧穴，自前正中线向两侧依次为**关元**穴（任脉）、旁开 0.5 寸的**气穴**（肾经）、旁开 2 寸的**水道**穴（胃经）、**五枢**穴（胆经）。

4. 平脐中下 4 寸有 4 个腧穴，自前正中线向两侧依次为**中极**穴（任脉）、旁开 0.5 寸的**大赫**穴（肾经）、旁开 2 寸的**归来**穴（胃经）、旁开 3 寸的**子宫**穴（经外奇穴）。

5. 平耻骨联合上缘有 4 个腧穴，自前正中线向两侧依次为**曲骨**穴（任脉）、旁开 0.5 寸的**横骨**穴（肾经）、旁开 2 寸的**气冲**穴（胃经）、旁开 3.5 寸的**冲门**穴（脾经）。

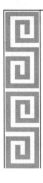

第十一章

背部常用腧穴横向分布

一、颈部常用腧穴横向分布

平第 7 颈椎棘突下凹陷

在背部腧穴定位中，平第 7 颈椎棘突下凹陷有 3 个腧穴，自后正中线向两侧依次为**大椎**穴（督脉）、**定喘**穴（经外奇穴）、**肩中俞**穴（小肠经）。

1. **大椎**：第 7 颈椎棘突下凹陷中，后正中线上，属督脉。

取穴方法 1：取俯卧位或正坐位，用力低头，于颈部正中下方隆起最高处定第 7 颈椎棘突，在其下缘凹陷中取**大椎**穴。

取穴方法 2：低头，如果最高隆起处不明显，可以将手指按在几个突起的棘突上，嘱左右转动头部，手下固定不动的是胸椎，随动作转动的是颈椎，找到最下端的颈椎即第 7 颈椎，下方凹陷为**大椎**穴。

2. **定喘**：第 7 颈椎棘突下，后正中线旁开 0.5 寸，属经外奇穴。

取穴方法 1：后正中线到肩胛骨内侧缘是 3 寸，六等分取到 0.5 寸做一垂线，第 7 颈椎棘突下做一水平线，两条线交点处取**定喘**穴。

取穴方法 2：结合拇指同身寸，在**大椎**旁开 0.5 寸处取**定喘穴**。

3. **肩中俞**：第 7 颈椎棘突下，后正中线旁开 2 寸，属手太阳小肠经穴。

取穴方法：后正中线到肩胛骨内侧缘是 3 寸，三等分取 2 份，即后正中线旁开 2 寸做一垂线，第 7 颈椎棘突下做一水平线，两条线交点处取**肩中俞**穴。

二、胸部常用腧穴横向分布

（一）平第 1 胸椎棘突下凹陷

在背部腧穴定位中，平第 1 胸椎棘突下凹陷有 3 个腧穴，自后正中线向两侧依次为**陶道**穴（督脉）、**大杼**穴（膀胱经）、**肩外俞**穴（小肠经）。

1. **陶道**：第 1 胸椎棘突下凹陷中，后正中线上，属督脉。

取穴方法：俯卧位，第 7 颈椎向下数 1 个棘突为第 1 胸椎棘突，下方凹陷处为**陶道**穴。

2. **大杼**：第 1 胸椎棘突下，后正中线旁开 1.5 寸，属足太阳膀胱经。

取穴方法：俯卧位，双手自然放松在躯干两侧，后正中线到肩胛骨内侧缘是 3 寸，折中取到 1.5 寸做一垂线，第 7 颈椎向下数 1 个棘突为第 1 胸椎棘突，下方凹陷做一水平线，两条线交点处为**大杼**穴。

3. **肩外俞**：第 1 胸椎棘突下，后正中线旁开 3 寸，属手太阳小肠经。

取穴方法：俯卧位，双手自然放松在躯干两侧，后正中线到肩胛骨内侧缘是 3 寸，做一垂线，第 7 颈椎向下数 1 个棘突为第 1 胸椎棘突，下方凹陷做一水平线，两条线交点处为**肩外俞**穴。

（二）平第 2 胸椎棘突下凹陷

在背部腧穴定位中，平第 2 胸椎棘突下凹陷有 2 个腧穴，自后正中线向两侧依次为**风门**穴（膀胱经）、**附分**穴（膀胱经）。

1. **风门**：第 2 胸椎棘突下，后正中线旁开 1.5 寸，属足太阳膀胱经。

取穴方法：俯卧位，双手自然放松在躯干两侧，后正中线到肩胛骨内侧缘是 3 寸，折中取到 1.5 寸做一垂线，第 7 颈椎向下数 2 个棘突为第 2 胸椎棘突，下方凹陷做一水平线，两条线交点处为**风门**穴。

2. **附分**：第 2 胸椎棘突下，后正中线旁开 3 寸，属足太阳膀胱经。

取穴方法：俯卧位，双手自然放松在躯干两侧，后正中线到肩胛骨内侧缘是 3 寸，做一垂线，第 7 颈椎向下数 2 个棘突为第 2 胸椎棘突，下方凹陷做一水平线，两条线交点处为**附分**穴。

（三）平第 3 胸椎棘突下凹陷

在背部腧穴定位中，平第 3 胸椎棘突下凹陷有 3 个腧穴，自后正中线向两侧依次为**身柱**穴（督脉）、**肺俞**穴（膀胱经）、**魄户**穴（膀胱经）。

1. **身柱**：第 3 胸椎棘突下凹陷中，后正中线上，属督脉。

取穴方法：俯卧位，第 7 颈椎向下数 3 个棘突为第 3 胸椎棘突，下方凹陷处为**身柱**穴。

2. **肺俞**：在脊柱区，第 3 胸椎棘突下，后正中线旁开 1.5 寸。属足太阳膀胱经。

取穴方法：俯卧位，双手自然放松在躯干两侧，后正中线到肩胛骨内侧缘是 3 寸，折中取到 1.5 寸做一垂线，第 7 颈椎向下数 3 个棘突为第 3 胸椎棘突，下方凹陷做一水平线，两条线交点处为**肺俞**穴。

3. **魄户**：第 3 胸椎棘突下，后正中线旁开 3 寸，属足太阳膀胱经。

取穴方法：俯卧位，双手自然放松在躯干两侧，后正中线到肩胛骨内侧缘是 3 寸，做一垂线，第 7 颈椎向下数 3 个棘突为第 3 胸椎棘突，下方凹陷做一水平线，两条线交点处为**魄户**穴。

（四）平第 4 胸椎棘突下凹陷

在背部腧穴定位中，平第 4 胸椎棘突下凹陷有 2 个腧穴，自后正中线向两侧依次为**厥阴俞**穴（膀胱经）、**膏肓**穴（膀胱经）。

1. **厥阴俞**：第 4 胸椎棘突下，后正中线旁开 1.5 寸，属足太阳膀胱经。

取穴方法：俯卧位，双手自然放松在躯干两侧，后正中线到肩胛骨内侧缘是 3 寸，折中取到 1.5 寸做一垂线，第 7 颈椎向下数 4 个棘突为第 4 胸椎棘突，下方凹陷做一水平线，两条线交点处为**厥阴俞**穴。

2. **膏肓**：第 4 胸椎棘突下，后正中线旁开 3 寸，属足太阳膀胱经。

取穴方法：俯卧位，双手自然放松在躯干两侧，后正中线到肩胛骨内侧缘是 3 寸，做一垂线，第 7 颈椎向下数 4 个棘突为第 4 胸椎棘突，下方凹陷做一水平线，两条线交点处为**膏肓穴**。

（五）平第5胸椎棘突下凹陷

在背部腧穴定位中，平第5胸椎棘突下凹陷有3个腧穴，自后正中线向两侧依次为**神道穴**（督脉）、**心俞穴**（膀胱经）、**神堂穴**（膀胱经）。

1. **神道**：第5胸椎棘突下凹陷中，属督脉。

取穴方法1：俯卧位，第7颈椎向下数5个棘突为第5胸椎棘突，下方凹陷处为**神道穴**。

取穴方法2：俯卧位，与肩胛下角相平的是第7胸椎棘突，向上数2个棘突为第5胸椎棘突，下方凹陷处为**神道穴**。

2. **心俞**：第5胸椎棘突下，后正中线旁开1.5寸，属足太阳膀胱经。

取穴方法1：俯卧位，双手自然放松在躯干两侧，后正中线到肩胛骨内侧缘是3寸，折中取到1.5寸做一垂线，第7颈椎向下数5个棘突为第5胸椎棘突，下方凹陷做一水平线，两条线交点处为**心俞穴**。

取穴方法2：俯卧位，双手自然放松在躯干两侧，后正中线到肩胛骨内侧缘是3寸，折中取到1.5寸做一垂线，自肩胛下角相平的第7胸椎棘突向上数2个棘突为第5胸椎棘突，下方凹陷做一水平线，两条线交点处为**心俞穴**。

3. **神堂**：第5胸椎棘突下，后正中线旁开3寸，属足太阳膀胱经。

取穴方法1：俯卧位，双手自然放松在躯干两侧，后正中线到肩胛骨内侧缘是3寸，做一垂线，第7颈椎向下数5个棘突为第5胸椎棘突，在棘突下方凹陷做一水平线，两条线交点处为**神堂**穴。

取穴方法2：俯卧位，双手自然放松在躯干两侧，后正中线到肩胛骨内侧缘是3寸，做一垂线，自肩胛下角相平的第7胸椎棘突向上数两个棘突为第5胸椎棘突，在棘突下方凹陷做一水平线，两条线交点处为**神堂**穴。

（六）平第6胸椎棘突下凹陷

在背部腧穴定位中，平第6胸椎棘突下凹陷有3个腧穴，自后正中线向两侧依次为**灵台**穴（督脉）、**督俞**穴（膀胱经）、**譩譆**穴（膀胱经）。

1. **灵台**：第6胸椎棘突下凹陷中，后正中线上，属督脉。

取穴方法1：俯卧位，第7颈椎向下数6个棘突为第6胸椎棘突，下方凹陷处为**灵台**穴。

取穴方法2：俯卧位，与肩胛下角相平的是第7胸椎棘突，向上数1个棘突为第6胸椎棘突，下方凹陷处为**灵台**穴。

2. **督俞**：第6胸椎棘突下，后正中线旁开1.5寸，属足太阳膀胱经。

取穴方法1：俯卧位，双手自然放松在躯干两侧，后正中线到肩胛骨内侧缘是3寸，折中取到1.5寸做一垂线，第7颈椎向下数6个棘突为第6胸椎棘突，下方凹陷做一水平线，两条线交点处为**督俞**穴。

取穴方法2：俯卧位，双手自然放松在躯干两侧，后正中线到肩胛骨内侧缘是3寸，折中取到1.5寸做一垂线，自肩胛下角相平的第7胸椎棘突向上数1个棘突为第6胸椎棘突，下方凹陷做一水平线，两条线交点处为**督俞**穴。

3. **谚语**：第6胸椎棘突下，后正中线旁开3寸，属足太阳膀胱经。

取穴方法1：俯卧位，双手自然放松在躯干两侧，后正中线到肩胛骨内侧缘是3寸，做一垂线，第7颈椎向下数6个棘突为第6胸椎棘突，在棘突下方凹陷做一水平线，两条线交点处为**谚语**穴。

取穴方法2：俯卧位，双手自然放松在躯干两侧，后正中线到肩胛骨内侧缘是3寸，做一垂线，自肩胛下角相平的第7胸椎棘突向上数1个棘突为第6胸椎棘突，在棘突下方凹陷做一水平线，两条线交点处为**谚语**穴。

（七）平第7胸椎棘突下凹陷

在背部腧穴定位中，平第7胸椎棘突下凹陷有3个腧穴，自后正中线向两侧依次为**至阳**（督脉）、**膈俞**（膀胱经）、**膈关**（膀胱经）。

1. **至阳**：第7胸椎棘突下凹陷中，后正中线上，属督脉。

取穴方法：俯卧位，与肩胛下角相平的是第7胸椎棘突，下方凹陷处为**至阳**穴。

2. **膈俞**：第7胸椎棘突下，后正中线旁开1.5寸，属足太阳膀胱经。

取穴方法：俯卧位，双手自然放松在躯干两侧，后正中线到肩胛骨内侧缘是3寸，折中取到1.5寸做一垂线，与肩胛下角相平是第7胸椎棘突，下方凹陷做一水平线，两条线交点处为**膈俞**穴。

3. **膈关**：第7胸椎棘突下，后正中线旁开3寸，属足太阳膀胱经。

取穴方法：俯卧位，双手自然放松在躯干两侧，后正中线到肩胛骨内侧缘是3寸，做一垂线，肩胛下角相平的第7胸椎棘突，在棘突下方凹陷做一水平线，两条线交点处为**膈关**穴。

（八）平第8胸椎棘突下凹陷

在背部腧穴定位中，平第8胸椎棘突下凹陷有1个腧穴，**胃脘下俞**穴（经外奇穴）。

胃脘下俞：第8胸椎棘突下，后正中线旁开1.5寸，属经外奇穴。

取穴方法：俯卧位，与肩胛下角相平的是第7胸椎棘突，向下数1个棘突为第8胸椎棘突，下方凹陷处为**胃脘下俞**穴。

（九）平第9胸椎棘突下凹陷

在背部腧穴定位中，平第9胸椎棘突下凹陷有3个腧穴，自后正中线向两侧依次为**筋缩**穴（督脉）、**肝俞**穴（膀胱经）、**魂门**穴（膀胱经）。

1. **筋缩**：第9胸椎棘突下凹陷中，后正中线上，属督脉。

取穴方法：俯卧位，与肩胛下角相平的是第7胸椎棘突，向下数两个棘突为第9胸椎棘突，下方凹陷处为**筋缩**穴。

2. **肝俞**：第9胸椎棘突下，后正中线旁开1.5寸，属足太阳膀胱经。

取穴方法：俯卧位，双手自然放松在躯干两侧，后正中线到肩胛骨内侧缘是3寸，折中取到1.5寸做一垂线，自肩胛下角相平的第7胸椎棘突向下数2个棘突为第9胸椎棘突，下方凹陷做一水平线，两条线交点处为**肝俞**穴。

3. **魂门**：第9胸椎棘突下，后正中线旁开3寸，属足太阳膀胱经。

取穴方法：俯卧位，双手自然放松在躯干两侧，后正中线到肩胛骨内侧缘是3寸，做一垂线，自肩胛下角相平的第7胸椎棘突向下数2个棘突为第9胸椎棘突，在棘突下方凹陷做一水平线，两条线交点处为**魂门**穴。

（十）平第10胸椎棘突下凹陷

在背部腧穴定位中，平第10胸椎棘突下凹陷有3个腧穴，自后正中线向两侧依次为**中枢**穴（督脉）、**胆俞**穴（膀胱经）、**阳纲**穴（膀胱经）。

1. **中枢**：第10胸椎棘突下凹陷中，后正中线上，属督脉。

取穴方法：俯卧位，与肩胛下角相平的是第7胸椎棘突，向下数3个棘突为第10胸椎棘突，下方凹陷处为**中枢**穴。

2. **胆俞**：第10胸椎棘突下，后正中线旁开1.5寸，属足太阳膀胱经。

取穴方法：俯卧位，双手自然放松在躯干两侧，后正中线到肩胛骨内侧缘是3寸，折中取到1.5寸做一垂线，自肩胛下角相平的第7胸椎棘突向下数3个棘突为第10胸椎棘突，下方凹陷做一水平线，两条线交点处为**胆俞**穴。

3. **阳纲**：第10胸椎棘突下，后正中线旁开3寸，属足太阳膀胱经。

取穴方法：俯卧位，双手自然放松在躯干两侧，后正中线到肩胛骨内侧缘是 3 寸，做一垂线，自肩胛下角相平的第 7 胸椎棘突向下数 3 个棘突为第 10 胸椎棘突，在棘突下方凹陷做一水平线，两条线交点处为**阳纲**穴。

（十一）平第 11 胸椎棘突下凹陷

在背部腧穴定位中，平第 11 胸椎棘突下凹陷有 3 个腧穴，自后正中线向两侧依次为**脊中**穴（督脉）、**脾俞**穴（膀胱经）、**意舍**穴（膀胱经）。

1. **脊中**：第 11 胸椎棘突下凹陷中，后正中线上，属督脉。

取穴方法：俯卧位，与肩胛下角相平的是第 7 胸椎棘突，向下数 4 个棘突为第 11 胸椎棘突，下方凹陷处为**脊中**穴。

2. **脾俞**：第 11 胸椎棘突下，后正中线旁开 1.5 寸，属足太阳膀胱经。

取穴方法：俯卧位，双手自然放松在躯干两侧，后正中线到肩胛骨内侧缘是 3 寸，折中取到 1.5 寸做一垂线，自肩胛下角相平的第 7 胸椎棘突向下数 4 个棘突为第 11 胸椎棘突，下方凹陷做一水平线，两条线交点处为**脾俞**穴。

3. **意舍**：第 11 胸椎棘突下，后正中线旁开 3 寸，属足太阳膀胱经。

取穴方法：俯卧位，双手自然放松在躯干两侧，后正中线到肩胛骨内侧缘是 3 寸，做一垂线，自肩胛下角相平的第 7 胸椎棘突向下数 4 个棘突为第 11 胸椎棘突，在棘突下方凹陷做一水平线，两条线交点处为**意舍**穴。

（十二）平第 12 胸椎棘突下凹陷

在背部腧穴定位中，平第 12 胸椎棘突下凹陷有 2 个腧穴，自后正中线向两侧依次为**胃俞**穴（膀胱经）、**胃仓**穴（膀胱经）。

1. **胃俞**：第 12 胸椎棘突下，后正中线旁开 1.5 寸，属足太阳膀胱经。

取穴方法：俯卧位，双手自然放松在躯干两侧，后正中线到肩胛骨内侧缘是 3 寸，折中取到 1.5 寸做一垂线，自肩胛下角相平的第 7 胸椎棘突向下数 5 个棘突为第 12 胸椎棘突，下方凹陷做一水平线，两条线交点处为**胃俞**穴。

2. **胃仓**：第 12 胸椎棘突下，后正中线旁开 3 寸，属足太阳膀胱经。

取穴方法：俯卧位，双手自然放松在躯干两侧，后正中线到肩胛骨内侧缘是 3 寸，做一垂线，自肩胛下角相平的第 7 胸椎棘突向下数 5 个棘突为第 12 胸椎棘突，在棘突下方凹陷做一水平线，两条线交点处为**胃仓**穴。

小结：背部横向定位腧穴

1. 平第 7 颈椎棘突下凹陷

平第 7 颈椎棘突下凹陷有 3 个腧穴，自后正中线向两侧依次为**大椎**穴（督脉）、旁开 0.5 寸的**定喘**穴（经外奇穴）、旁开 2 寸的**肩中俞**穴（小肠经）。

2. 平第 1 胸椎棘突下凹陷

平第 1 胸椎棘突下凹陷有 3 个腧穴，自后正中线向两侧依次为**陶道**穴（督脉）、旁开 1.5 寸的**大杼**穴（膀胱经）、旁开 3 寸的**肩外俞**穴

（小肠经）。

3. 平第 2 胸椎棘突下凹陷

平第 2 胸椎棘突下凹陷有 2 个腧穴，自后正中线向两侧依次为旁开 1.5 寸的**风门**穴（膀胱经）、旁开 3 寸的**附分**穴（膀胱经）。

4. 平第 3 胸椎棘突下凹陷

平第 3 胸椎棘突下凹陷有 3 个腧穴，自后正中线向两侧依次为**身柱**穴（督脉）、旁开 1.5 寸的**肺俞**穴（膀胱经）、旁开 3 寸的**魄户**穴（膀胱经）。

5. 平第 4 胸椎棘突下凹陷

平第 4 胸椎棘突下凹陷有 2 个腧穴，自后正中线向两侧依次为旁开 1.5 寸的**厥阴俞**穴（膀胱经）、旁开 3 寸的**膏肓**穴（膀胱经）。

6. 平第 5 胸椎棘突下凹陷

平第 5 胸椎棘突下凹陷有 3 个腧穴，自后正中线向两侧依次为**神道**穴（督脉）、旁开 1.5 寸的**心俞**穴（膀胱经）、旁开 3 寸的**神堂**穴（膀胱经）。

7. 平第 6 胸椎棘突下凹陷

平第 6 胸椎棘突下凹陷有 3 个腧穴，自后正中线向两侧依次为**灵台**穴（督脉）、旁开 1.5 寸的**督俞**穴（膀胱经）、旁开 3 寸的**譩譆**穴（膀胱经）。

8. 平第 7 胸椎棘突下凹陷

平第 7 胸椎棘突下凹陷有 3 个腧穴，自后正中线向两侧依次为**至阳**穴（督脉）、旁开 1.5 寸的**膈俞**穴（膀胱经）、旁开 3 寸的**膈关**穴（膀胱经）。

9. 平第 8 胸椎棘突下凹陷

平第 8 胸椎棘突下凹陷有 1 个腧穴，**胃脘下俞**穴（经外奇穴）

10. 平第 9 胸椎棘突下凹陷

在背部腧穴定位中，平第 9 胸椎棘突下凹陷有 3 个腧穴，自后正中线向两侧依次为**筋缩**穴（督脉）、旁开 1.5 寸的**肝俞**穴（膀胱经）、旁开 3 寸的**魂门**穴（膀胱经）。

11. 平第 10 胸椎棘突下凹陷

平第 10 胸椎棘突下凹陷有 3 个腧穴，自后正中线向两侧依次为**中枢**穴（督脉）、旁开 1.5 寸的**胆俞**穴（膀胱经）、旁开 3 寸的**阳纲**穴（膀胱经）。

12. 平第 11 胸椎棘突下凹陷

平第 11 胸椎棘突下凹陷有 3 个腧穴，自后正中线向两侧依次为**脊中**穴（督脉）、旁开 1.5 寸的**脾俞**穴（膀胱经）、旁开 3 寸的**意舍**穴（膀胱经）。

13. 平第 12 胸椎棘突下凹陷

在背部腧穴定位中，平第 12 胸椎棘突下凹陷有 2 个腧穴，自后正中线向两侧依次为旁开 1.5 寸的**胃俞**穴（膀胱经）、旁开 3 寸的**胃仓**穴（膀胱经）。

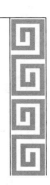

第十二章

腰骶部常用腧穴横向分布

一、腰部常用腧穴横向分布

（一）平第 1 腰椎棘突下凹陷

在腰部腧穴定位中，平第 1 腰椎棘突下凹陷有 3 个腧穴。从脊柱到两侧依次为**悬枢**穴（督脉）、**三焦俞**穴（膀胱经）、**肓门**穴（膀胱经）。

1. **悬枢**：位于人体后正中线上，平第一腰椎棘突下凹陷，属督脉穴。

取穴方法：通过两髂后上棘最高点平对第四腰椎棘突，沿第四腰椎棘突向上触摸到第 1 腰椎棘突下凹陷中为**悬枢**穴。

2. **三焦俞**：第 1 腰椎棘突下，后正中线旁开 1.5 寸，属足太阳膀胱经穴。

取穴方法：俯卧位，双手自然放松在躯干两侧，后正中线到肩胛骨内侧缘是 3 寸，折中取到 1.5 寸做一垂线，第 1 腰椎棘突下做一水平线，两条线交点处为**三焦俞**穴。

3. **肓门**：第 1 腰椎棘突下，后正中线旁开 3 寸，属足太阳膀胱经。

取穴方法：后正中线到肩胛骨内侧缘是 3 寸，沿肩胛骨内侧缘做一垂线，第 1 腰椎棘突下做一水平线，两条线交点处为**肓门**穴。

（二）平第 2 腰椎棘突下凹陷

在腰部腧穴定位中，平第 2 腰椎棘突下凹陷有 3 个腧穴。从脊柱到两侧依次为**命门**穴（督脉）、**肾俞**穴（膀胱经）、**志室**穴（膀胱经）。

1. **命门**：位于人体后正中线上，平第 2 腰椎棘突下凹陷，属督脉穴。

取穴方法：两髂后上棘最高点平对第 4 腰椎棘突，沿第 4 腰椎棘突向上触摸到第 2 腰椎棘突下凹陷中为**命门**穴。

2. **肾俞**：第 2 腰椎棘突下，后正中线旁开 1.5 寸，属足太阳膀胱经穴。

取穴方法：俯卧位，双手自然放松在躯干两侧，后正中线到肩胛骨内侧缘是 3 寸，折中取到 1.5 寸做一垂线，第 2 腰椎棘突下做一水平线，两条线交点处为**肾俞**穴。

3. **志室**：第 2 腰椎棘突下，后正中线旁开 3 寸，属足太阳膀胱经穴。

取穴方法：后正中线到肩胛骨内侧缘是 3 寸，沿肩胛骨内侧缘做一垂线，第 2 腰椎棘突下做一水平线，两条线交点处为**志室**穴。

（三）平第 3 腰椎棘突下凹陷

在腰部腧穴定位中，平第 3 腰椎棘突下凹陷有 2 个腧穴。从脊柱到两侧依次为**下极俞**穴（经外奇穴）、**气海俞**穴（膀胱经）。

1. **下极俞**：位于人体后正中线上，平第 3 腰椎棘突下凹陷，为经外奇穴。

取穴方法：通过两髂后上棘最高点平对第 4 腰椎棘突，沿第 4 腰椎棘突向上触摸到第 3 腰椎棘突下凹陷中为**下极俞**穴。

2. **气海俞**：第 3 腰椎棘突下，后正中线旁开 1.5 寸，属足太阳膀胱经穴。

取穴方法：俯卧位，双手自然放松在躯干两侧，后正中线到肩胛骨内侧缘是 3 寸，折中取到 1.5 寸做一垂线，第 3 腰椎棘突下做一水平线，两条线交点处为**气海俞**穴。

（四）平第 4 腰椎棘突下凹陷

在腰部腧穴定位中，平第 4 腰椎棘突下凹陷有 2 个腧穴。从脊柱到两侧依次为**腰阳关**穴（督脉）、**大肠俞**穴（膀胱经）。

1. **腰阳关**：位于人体后正中线上，平第 4 腰椎棘突下凹陷，属督脉穴。

取穴方法：通过两髂后上棘最高点平对第 4 腰椎棘突，在第 4 腰椎棘突下凹陷中为**腰阳关**穴。

2. **大肠俞**：第 4 腰椎棘突下，后正中线旁开 1.5 寸，属足太阳膀胱经穴。

取穴方法：俯卧位，双手自然放松在躯干两侧，后正中线到肩胛骨内侧缘是 3 寸，折中取到 1.5 寸做一垂线，第 4 腰椎棘突下做一水平线，两条线交点处为**大肠俞**穴。

（五）平第5腰椎棘突下凹陷

在腰部腧穴定位中，平第 5 腰椎棘突下凹陷有 2 个腧穴。从脊柱到两侧依次为十七椎穴（经外奇穴）、**关元俞**穴（膀胱经）。

1. **十七椎：**位于人体后正中线上，平第 5 腰椎棘突下凹陷，属经外奇穴。

取穴方法：通过两髂后上棘最高点平对第 4 腰椎棘突，沿第 4 腰椎棘突向下触摸到第 5 腰椎棘突下凹陷中为**十七椎**穴。

2. **关元俞：**第 5 腰椎棘突下，后正中线旁开 1.5 寸，属足太阳膀胱经穴。

取穴方法：俯卧位，双手自然放松在躯干两侧，后正中线到肩胛骨内侧缘是 3 寸，折中取到 1.5 寸做一垂线，第 5 腰椎棘突下做一水平线，两条线交点处为**关元俞**穴。

小结：腰部横向定位腧穴

1. 平第 1 腰椎棘突下凹陷有 3 个腧穴，从脊柱到两侧依次为**悬枢**穴（督脉）、旁开 1.5 寸的**三焦俞**穴（膀胱经）、旁开 3 寸的**肓门**穴（膀胱经）。

2. 平第 2 腰椎棘突下凹陷有 3 个腧穴。从脊柱到两侧依次为**命门**穴（督脉）、旁开 1.5 寸的**肾俞**穴（膀胱经）、旁开 3 寸的**志室**穴（膀胱经）。

3. 平第 3 腰椎棘突下凹陷有 2 个腧穴。从脊柱到两侧依次为**下极俞**穴（经外奇穴）、旁开 1.5 寸的**气海俞**穴（膀胱经）。

4. 平第 4 腰椎棘突下凹陷有 2 个腧穴。从脊柱到两侧依次为**腰阳关**穴（督脉）、旁开 1.5 寸的**大肠俞**穴（膀胱经）。

5. 平第 5 腰椎棘突下凹陷有 2 个腧穴。按照从脊柱到两侧的顺序分别为**十七椎**穴（经外奇穴）、旁开 1.5 寸的**关元俞**穴（膀胱经）。

二、骶部常用腧穴横向分布

（一）平第 1 骶后孔

在骶部腧穴定位中，平第 1 骶后孔有 2 个腧穴。从脊柱到两侧依次为**上髎**穴（膀胱经）、**小肠俞**穴（膀胱经）。

1. **上髎**：在骶区，正对第 1 骶后孔中，属足太阳膀胱经。

取穴方法 1：俯卧位，触摸到髂后上棘与第 2 骶椎棘突连线的中点凹陷处为次髎，其上方略向内的凹陷为第一骶后孔，为**上髎**穴。

取穴方法 2：俯卧位，触摸到第 1 骶椎棘突，结合拇指同身寸向外约 1 寸处凹陷处为**上髎**。

2. **小肠俞**：在骶区，平对第 1 骶后孔，后正中线旁开 1.5 寸，属足太阳膀胱经。

取穴方法：俯卧位，双手自然放松在躯干两侧，后正中线到肩胛骨内侧缘是 3 寸，折中取到 1.5 寸做一垂线，第 1 骶后孔做一水平线，两条线交点处为**小肠俞**穴。

（二）平第 2 骶后孔

在骶部腧穴定位中，平第 2 骶后孔有 3 个腧穴。从脊柱到两侧依次为**次髎**穴（膀胱经）、**膀胱俞**穴（膀胱经）、**胞肓**穴（膀胱经）。

1. **次髎**：在骶区，正对第 2 骶后孔中，属足太阳膀胱经。

取穴方法 1：俯卧位，触摸到髂后上棘与第 2 骶椎棘突连线的中点凹陷处为**次髎**穴。

取穴方法 2：俯卧位，触摸到第 2 骶椎棘突，向外约 0.8 寸凹陷处为**次髎**穴。

2. **膀胱俞**：足太阳膀胱经。在骶区，横平第 2 骶后孔，后正中线旁开 1.5 寸。

取穴方法：俯卧位，双手自然放松在躯干两侧，后正中线到肩胛骨内侧缘是 3 寸，折中取到 1.5 寸做一垂线，第 2 骶后孔做一水平线，两条线交点处为**膀胱俞**穴。

3. **胞肓**：在骶区，横平第 2 骶后孔，后正中线旁开 3 寸，属足太阳膀胱经。

取穴方法：俯卧位，双手自然放松在躯干两侧，后正中线到肩胛骨内侧缘是 3 寸，做一垂线，第二骶后孔做一水平线，两条线交点处为**胞肓**穴。

（三）平第 3 骶后孔

在骶部腧穴定位中，平第 3 骶后孔有 2 个腧穴。从脊柱到两侧依次为**中髎**穴（膀胱经）、**中膂俞**穴（膀胱经）。

1. **中髎**：在骶区，正对第 3 骶后孔中，属足太阳膀胱经。

取穴方法 1：俯卧位，触摸到髂后上棘与第 2 骶椎棘突连线的中点凹陷处为第 2 骶后孔，其下方略向内的凹陷为第 3 骶后孔，为**中髎**穴。

取穴方法 2：俯卧位，触摸到第 3 骶椎棘突，向外约 0.6 寸凹陷处为**中髎**穴。

2. **中膂俞**：在骶区，横平第 3 骶后孔，后正中线旁开 1.5 寸。属足太阳膀胱经。

取穴方法：俯卧位，双手自然放松在躯干两侧，后正中线到肩胛骨内侧缘是 3 寸，折中取到 1.5 寸做一垂线，第 3 骶后孔做一水平线，两条线交点处为**中膂俞**穴。

（四）平第 4 骶后孔

在骶部腧穴定位中，平第 4 骶后孔有 3 个腧穴。从脊柱到两侧依次为**下髎**穴（膀胱经）、**白环俞**穴（膀胱经）、**秩边**穴（膀胱经）。

1. **下髎**：在骶区，正对第 4 骶后孔中，属足太阳膀胱经。

取穴方法 1：俯卧位，触摸到髂后上棘与第 2 骶椎棘突连线的中点凹陷处为第 2 骶后孔，其下方略向内的凹陷为第 3 骶后孔；再略向内下凹陷为**下髎**穴。

取穴方法 2：俯卧位，触摸到第四骶椎棘突，向外约 0.5 寸凹陷处为**下髎**穴。

2. **白环俞**：在骶区，横平第 4 骶后孔，后正中线旁开 1.5 寸，属足太阳膀胱经。

取穴方法：俯卧位，双手自然放松在躯干两侧，后正中线到肩胛骨内侧缘是 3 寸，折中取到 1.5 寸做一垂线，第 4 骶后孔做一水平线，两条线交点处为**白环俞**穴。

3. **秩边**：足太阳膀胱经。在骶区，横平第 4 骶后孔，后正中线旁开 3 寸。

取穴方法：俯卧位，双手自然放松在躯干两侧，后正中线到肩胛骨内侧缘是 3 寸，做一垂线，第 4 骶后孔做一水平线，两条线交点处为**秩边**穴。

小结：骶部横向定位腧穴

1. 平第 1 骶后孔

平第 1 骶后孔有 2 个腧穴。从后正中线到两侧依次为旁开 1 寸的**上髎**穴（膀胱经）、旁开 1.5 寸的**小肠俞**穴（膀胱经）。

2. 平第 2 骶后孔

平第 2 骶后孔有 3 个腧穴。从后正中线到两侧依次为旁开 0.8 寸的**次髎**穴（膀胱经）、旁开 1.5 寸的**膀胱俞**（膀胱经）、旁开 3 寸的**胞肓**（膀胱经）。

3. 平第 3 骶后孔

平第 3 骶后孔有 2 个腧穴。从后正中线到两侧依次为旁开 0.6 寸的**中髎**穴（膀胱经）、旁开 1.5 寸的**中膂俞**穴（膀胱经）。

4. 平第 4 骶后孔

平第 4 骶后孔有 3 个腧穴。从后正中线到两侧依次为旁开 0.5 寸的**下髎**穴（膀胱经）、旁开 1.5 寸的**白环俞**穴（膀胱经）、旁开 3 寸的**秩边**穴（膀胱经）。

第十三章

下肢常用腧穴横向分布

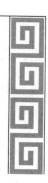

一、大腿部穴

在大腿部腧穴定位中，有 16 个腧穴。其中足太阴脾经 2 个腧穴，足厥阴肝经 3 个腧穴，足太阳膀胱经 3 个腧穴，足阳明胃经 4 个腧穴，足少阳胆经 4 个腧穴。

需要掌握的体表标志及骨度分寸有髂前上棘、髌底；股骨大转子至腘横纹是 19 寸，耻骨联合上缘至髌底内侧端是 18 寸；臀沟至腘横纹是 14 寸。

（一）足太阴脾经

1. **血海**：在股前区，髌底内侧端上 2 寸，股内侧肌隆起处，属足太阴脾经。

取穴方法 1：髌底至耻骨联合上缘九等分后于髌底内上缘取 1 份，即髌底内侧端上 2 寸，股内侧肌突起高点处为**血海**穴。

取穴方法 2：坐位屈膝，医者用左手掌心按在模特右膝上缘，二到五指向上伸直，与拇指呈约 45° 斜置，拇指指尖所指处为**血海**穴。

2. **箕门**：在股前区，髌底内侧端与**冲门**的连线上 1/3 与下 2/3 交点，长收肌和缝匠肌交角的动脉搏动处，属足太阴脾经。

取穴方法：横平耻骨联合上缘，当髂外动脉搏动处的外侧取**冲门**穴，于髌底内侧端与**冲门**连线上 1/3 与下 2/3 交点，长收肌与缝匠肌交角的动脉搏动处为**箕门穴**。

（二）足厥阴肝经

1. **阴包**：股前区，髌底上 4 寸，股薄肌与缝匠肌之间，足厥阴肝经穴。

取穴方法：仰卧位，下肢稍屈，稍外展，略提起；或坐位，大腿稍外展，用力收缩肌肉，显露出明显的缝匠肌，在其后缘为**阴包**穴。

2. **足五里**：股前区，**气冲**直下 3 寸，动脉搏动处，为足厥阴肝经穴。

取穴方法 1：先取腹部正中线旁开 2 寸，平耻骨联合上缘的**气冲**穴，将**气冲**穴至股骨内侧髁上缘的连线等分为六等份，每份为 3 寸，在**气冲**穴下 1 份处为**足五里穴**。

取穴方法 2：先取腹部正中线旁开 2 寸，平耻骨联合上缘的**气冲**穴，结合一夫法取**气冲**穴直下 3 寸处为**足五里穴**。

3. **阴廉**：股前区，**气冲**直下 2 寸，属足厥阴肝经穴。

取穴方法：先取**气冲**穴，将**气冲**穴至股骨内侧髁上缘的连线等分为 9 等份，**气冲**直下 1 份为**阴廉穴**。

（三）足太阳膀胱经

1. **浮郄**：在膝后区，腘横纹上 1 寸，股二头肌腱的内侧缘，属足太阳膀胱经穴。

取穴方法：俯卧位，稍屈膝，横纹外侧端，用拇指同身寸取 1 寸，股二头肌腱内侧为**浮郄**穴。

2. **殷门**：在股后区，臀沟下 6 寸，股二头肌与半肌腱之间属足太阳膀胱经穴。

取穴方法：俯卧位，膝关节抗阻力屈曲，显示出半腱肌和股二头肌，于腘横纹与臀横纹连线中点略向上 1 寸处为**殷门**穴。

3. **承扶**：股后区，臀沟的中点处，属足太阳膀胱经穴。

取穴方法：俯卧位，臀横纹正中处为承扶穴。

（四）足阳明胃经

1. **梁丘**：在股前区，髌底上 2 寸，股外侧肌与股直肌肌腱之间，属足阳明胃经穴。

取穴方法：仰卧位，将耻骨联合上缘与髌底水平连线九等分，每一份为 2 寸，髌底上 2 寸处为**梁丘**穴。

2. **阴市**：在股前区，髌底上 3 寸，股直肌肌腱外侧缘，属足阳明胃经穴。

取穴方法：仰卧位，将耻骨联合上缘与髌底水平连线六等分，每一份为 3 寸，髌底上 3 寸处为**阴市**穴。

3. **伏兔**：在股前区，髌底上 6 寸，髂前上棘与髌底外侧端的连线上，属足阳明胃经穴。

取穴方法：将耻骨联合上缘与髌底水平连线三等分，每一份为 6 寸，髌底上 6 寸水平线与髂前上棘至髌底外侧端的连线交点处为**伏兔**穴。

4. **髀关**：在股前区，股直肌近端、缝匠肌与阔筋膜张肌三条肌肉之间凹陷中，属足阳明胃经穴。

取穴方法：仰卧位，髂前上棘与髌底外侧端连线，与耻骨联合下缘水平线的交点处为**髀关**穴。

（五）足少阳胆经

1. **膝阳关**：在膝部，股骨外上髁后上缘，股二头肌腱与髂胫束之间的凹陷中，属足少阳胆经穴。

取穴方法：仰卧位或侧卧位，股骨外上髁后上缘，股二头肌腱与髂胫束之间的凹陷处为**膝阳关**穴。

2. **中渎**：在股部，腘横纹上 7 寸，髂胫束后缘，属足少阳胆经穴。

取穴方法：俯卧位，伸髋，在大腿外侧中线上，臀横纹至腘横纹的中点为 7 寸为**中渎**穴。

3. **风市**：在股区，直立垂手，掌心贴于大腿时，中指间所指凹陷中，髂胫束后缘，足少阳胆经穴。

取穴方法 1：直立垂手，掌心贴于大腿时，中指尖所指凹陷中为**风市**穴。

取穴方法 2：站立位先取中指尖水平线；转为坐位屈膝，脚尖尽量向内下方压，髂胫束明显显露，在髂胫束后缘处为**风市**穴。

4. **环跳**：在臀区，股骨大转子最凸点与骶管裂孔连线的外 1/3 与内 2/3 交点处，属足少阳胆经穴。

取穴方法：侧卧，双腿中上腿屈髋屈膝，下腿伸直，在股骨大转子最凸点与骶管裂孔连线的外 1/3 与内 2/3 交点处为**环跳**穴。

二、小腿部穴

在小腿部腧穴定位中，有 22 个腧穴。其中足太阴脾经 3 个腧穴，足厥阴肝经 2 个腧穴，足少阴肾经 3 个腧穴，足阳明胃经 4 个腧穴，足太阳膀胱经 5 个腧穴，足少阳胆经 5 个腧穴。

需要掌握的体表标志及骨度分寸有：髌尖、胫骨内侧、跟腱、腓骨、外踝尖、内踝尖；髌尖至内踝尖为 15 寸，**阴陵泉**至内踝尖为 13 寸；腘横纹至外踝尖为 16 寸。

（一）足太阴脾经

1. **三阴交**：在小腿内侧，内踝尖上 3 寸，胫骨内侧缘后际为足太阴脾经穴。

取穴方法 1：仰卧位，结合一夫法，小指下边缘紧靠内踝尖上，食指上缘处即为内踝尖上 3 寸，胫骨后方为**三阴交**穴。

取穴方法 2：仰卧位，髌尖至内踝尖骨度五等分，内踝尖上 1 份即内踝尖上 3 寸，胫骨后缘为三阴交穴。

2. **漏谷**：在小腿内侧，内踝尖上 6 寸，胫骨内侧缘后际，属足太阴脾经穴。

取穴方法 1：仰卧位，内踝尖至**阴陵泉**连线为 13 寸，结合指寸法减去 1 寸后取连线中点，即内踝尖上 6 寸，胫骨内侧缘后方为**漏谷**穴。

取穴方法 2：仰卧位，髌尖至内踝尖骨度五等分，内踝尖上 2 份即内踝尖上 6 寸，胫骨后缘为**漏谷**穴。

取穴方法 3：结合一夫法，从内踝最高点量取 2 夫，胫骨后缘为**漏谷穴**。

3. **地机**：在小腿内侧，**阴陵泉**下 3 寸，胫骨内侧缘后际，属足太阴脾经穴。

取穴方法：仰卧位，先在胫骨内侧髁后下方凹陷中取**阴陵泉**穴。再用一夫法量取**阴陵泉**下 3 寸，胫骨后缘处为**地机**穴。

（二）足厥阴肝经

1. **蠡沟**：在小腿内侧，内踝尖上 5 寸，胫骨内侧面的中央，属足厥阴肝经穴。

取穴方法：内踝尖至髌尖连线三等分，每份为 5 寸，在内踝尖上 1 份，在胫骨内侧面的中央处为**蠡沟**穴。

2. **中都**：在小腿内侧，内踝尖上 7 寸，胫骨内侧面中央，属足厥阴肝经穴。

取穴方法：内踝尖至髌尖为 15 寸，结合指寸法，去掉髌尖下 1 寸，取连线中点处，在胫骨内侧面的中央为**中都**穴。

（三）足少阴肾经

1. **复溜**：在小腿内侧，内踝尖上 2 寸，跟腱前缘，属足少阴肾经穴。

取穴方法：仰卧位，于内踝尖上方结合一夫法（3 寸）取 2 寸处，跟腱前缘处为**复溜**穴。

2. **交信**：在小腿内侧，在内踝尖上 2 寸，胫骨内侧缘后际凹陷中，**复溜**前 0.5 寸，属足少阴肾经穴。

取穴方法：仰卧位，于内踝尖上方结合一夫法取 2 寸，胫骨内侧缘后际凹陷中为**交信**穴。

3. **筑宾**：在小腿内侧，**太溪**直上 5 寸，比目鱼肌与跟腱之间，属足少阴肾经穴。

取穴方法：仰卧位，将腘横纹与内踝尖之间三等分，每份为 5 寸，取内踝尖上 1 份，腓肠肌内下方为**筑宾**穴。

（四）足阳明胃经

1. **上巨虚**：在小腿外侧，犊鼻下 6 寸，犊鼻与**解溪**连线上，属足阳明胃经穴。

取穴方法 1：犊鼻穴下两夫，胫骨前嵴外一横（中）指，取**上巨虚**穴。

取穴方法 2：犊鼻与**解溪**连线八等分，每份为 2 寸，取犊鼻下 3 份，即下 6 寸处为**上巨虚**穴。

2. **丰隆**：在小腿外侧，外踝尖上 8 寸，胫骨前肌外缘；**条口**外侧一横指处，属足阳明胃经穴。

取穴方法：屈膝，在腘横纹至外踝高点之间取中点，胫骨前嵴旁开二横指（中指中节宽度）处为**丰隆**穴。

3. **条口**：在小腿外侧，外踝尖上 8 寸，犊鼻与**解溪**连线上，属足阳明胃经穴。

取穴方法：犊鼻与**解溪**连线之中点处为**条口**穴，当胫骨前嵴旁开一横指（中指中节宽度）处为**条口**穴。

4. **下巨虚**：在小腿外侧，犊鼻下 9 寸，犊鼻与**解溪**连线上，属足阳明胃经穴。

取穴方法1：犊鼻穴下三夫，胫骨前嵴外一横（中）指，为**下巨虚穴**。

取穴方法2：犊鼻与**解溪**连线取中点，结合拇指同身寸，取中点下1寸处，当胫骨前嵴旁开一横指（中指中节宽度）为**下巨虚穴**。

（五）足太阳膀胱经

1. **跗阳**：在小腿后区，**昆仑**直上3寸，腓骨与跟腱之间，属足太阳膀胱经穴。

取穴方法1：俯卧位，于腘横纹与外踝尖连线四等分，每份为4寸，结合拇指同身寸取3寸，**昆仑**直上处为**跗阳**穴。

取穴方法2：外踝尖上一夫，**昆仑**直上处为**跗阳**穴。

2. **飞扬**：在小腿后区，**昆仑**直上7寸，腓肠肌外下缘与跟腱移行处，属足太阳膀胱经穴。

取穴方法：俯卧位，腘横纹与外踝尖连线取中点，结合手指同身寸，取中点下1寸处，**昆仑**直上处为**飞扬**穴。

3. **承山**：在小腿后区，腓肠肌两肌腹与肌腱交角处，属足太阳膀胱经穴。

取穴方法：伸直小腿或足跟上提时，于腓肠肌肌腹下出现的尖角凹陷处，即腓肠肌内外侧头分开的地方，呈"人"字形沟处为**承山穴**。

4. **承筋**：在小腿后区，腘横纹下5寸，腓肠肌两肌腹之间，属足太阳膀胱经穴。

取穴方法：伸直小腿或足跟上提时，**委中**与**承山**连线上；**委中**至外踝尖连线四等分，每份4寸，再结合拇指同身寸，取**委中**下5寸处，为**承筋**穴。

5. **合阳**：在小腿后区，腘横纹下 2 寸，腓肠肌内、外侧头之间，属足太阳膀胱经穴。

取穴方法：伸直小腿或足跟上提时，**委中**与**承山**连线上；**委中**至外踝尖连线八等分，每份 2 寸，取**委中**下 2 寸处为**合阳**穴。

（六）足少阳胆经

1. **悬钟**：在小腿外侧，外踝尖上 3 寸，腓骨前缘，属足少阳胆经穴。

取穴方法：卧位或正坐位，取外踝尖上一夫（3 寸），腓骨前缘为**悬钟**穴。

2. **阳辅**：在小腿外侧，外踝尖上 4 寸，腓骨前缘，属足少阳胆经穴。

取穴方法：将外踝尖至腘横纹外侧连线四等分，每份为 4 寸，取外踝尖上 1 份，腓骨前缘为**阳辅**穴。

3. **光明**：在小腿外侧，外踝尖上 5 寸，腓骨前缘，属足少阳胆经穴。

取穴方法：仰卧位或正坐位，外踝尖至腘横纹连线为 16 寸，结合拇指同身寸取 15 寸后三等分，取外踝尖上 1 份，即 5 寸，腓骨前缘为**光明**穴。

4. **外丘**：在小腿外侧，外踝尖上 7 寸，腓骨前缘，属足少阳胆经穴。

取穴方法：仰卧位或正坐位，结合拇指同身寸，取外踝尖至腘横纹连线中点略向下 1 寸，即外踝尖上 7 寸，腓骨前缘为**外丘**穴。

5. **阳交**：在小腿外侧，外踝尖上 7 寸，腓骨后缘，属足少阳胆经穴。

取穴方法：仰卧位或正坐位，结合拇指同身寸，取外踝尖至腘横纹连线中点略向下 1 寸，即外踝尖上 7 寸，腓骨后缘为**阳交**穴。

纵向腧穴定位分布

第一章

头部常用腧穴纵向定位分布

头部经络由头正中线至两侧依次为督脉、膀胱经、胆经及胃经。位于头正中线上的为任脉穴，头正中线旁开 1.5 寸的为肾经穴，旁开 2.25 寸的为胆经穴，旁开 4.5 寸的为胃经穴。

一、督 脉 穴

在头部督脉腧穴定位中，从后发际正中至前发际正中有 10 个腧穴，依次为**神庭、上星、囟会、前顶、百会、后顶、强间、脑户、风府、哑门**。

临床取穴主要依据前发际正中与后发际正中之间的骨度 12 寸。

1. **神庭**：头前正中线上，位于前发际正中上 0.5 寸。

2. **上星**：头前正中线上，位于前发际正中上 1 寸。

3. **囟会**：头前正中线上，位于前发际正中上 2 寸。

4. **前顶**：头前正中线上，位于前发际正中上 3.5 寸。

5. **百会**：头正中线上，位于前发际正中上 5 寸。

6. **后顶**：头后正中线上，位于后发际正中直上 5.5 寸。

7. **强间**：头后正中线上，位于后发际正中直上 4 寸。

8. **脑户**：头后正中线上，枕外隆凸的上缘凹陷中。

9. **风府**：头后正中线上，在颈后区，枕外隆凸直下，两侧斜方肌之间凹陷中。

10. **哑门**：头后正中线上，第 2 颈椎棘突上际凹陷中。

二、膀 胱 经 穴

在头部膀胱经腧穴定位中，从前发际至后发际有 6 个腧穴，依次为**眉冲**、**曲差**、**五处**、**承光**、**通天**、**络却**。

临床取穴时，头正中线至额角（**头维**）为 4.5 寸，取三等分处即为旁开 1.5 寸，做纵线。水平线主要依据前发际正中与后发际正中之间的骨度 12 寸。

1. **眉冲**：在头部，额切迹直上入发迹 0.5 寸。

2. **曲差**：头前正中线旁开 1.5 寸，位于前发际正中直上 0.5 寸。

3. **五处**：头前正中线旁开 1.5 寸，位于前发际正中直上 1 寸。

4. **承光**：头前正中线旁开 1.5 寸，位于前发际正中直上 2.5 寸。

5. **通天**：头前正中线旁开 1.5 寸，位于前发际正中直上 4 寸。

6. **络却**：头前正中线旁开 1.5 寸，位于前发际正中直上 5.5 寸。

三、胆 经 穴

在头部胆经腧穴定位中，从前发际至后发际有 5 个腧穴，依次为**本神**、**头临泣**、**目窗**、**正营**、**承灵**。

临床取穴时，目正视前方，沿瞳孔直上做一纵线，约正中线旁开

2.25 寸，为头正中线至额角（**头维**）4.5 寸二等分点处；取旁开 3 寸，头正中线至额角（**头维**）为 4.5 寸，取外三等分点处即为旁开 3 寸。水平线主要依据前发际正中与后发际正中之间的骨度 12 寸。

1. **本神**：头前正中线旁开 3 寸，前发际上 0.5 寸。

2. **头临泣**：瞳孔直上，位于前发际上 0.5 寸。

3. **目窗**：瞳孔直上，位于前发际上 1.5 寸。

4. **正营**：瞳孔直上，位于前发际上 2.5 寸。

5. **承灵**：瞳孔直上，位于前发际上 4 寸。

四、胃 经 穴

在头部胃经腧穴有 1 个，为**头维**穴。

临床取穴时，头正中线至额角（**头维**）为 4.5 寸做纵线。水平线主要依据前发际正中与后发际正中之间的骨度 12 寸。

头维：头正中线旁开 4.5 寸，位于额角发际直上 0.5 寸。

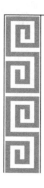

第二章

胸部常用腧穴纵向定位分布

胸部经络由前正中线至两侧依次为任脉、肾经、胃经及脾经。位于前正中线上的为任脉穴，前正中线旁开 2 寸的为肾经穴，旁开 4 寸的为胃经穴，旁开 6 寸的为脾经穴。

一、任 脉 穴

在胸部任脉腧穴定位中，从胸骨上窝至**鸠尾**处有 8 个腧穴，依次为**天突**、**璇玑**、**华盖**、**紫宫**、**玉堂**、**膻中**、**中庭**、**鸠尾**。

临床取穴时主要参照胸骨角平对第 2 肋，上下找到 1～4 肋间隙；胸骨上窝与胸剑联合处为 9 寸。

1. **天突**：胸骨上窝中央，前正中线上。

2. **璇玑**：胸骨上窝下 1 寸，前正中线上。

3. **华盖**：平第 1 肋间隙，前正中线上。

4. **紫宫**：平第 2 肋间隙，前正中线上。

5. **玉堂**：平第 3 肋间隙，前正中线上。

6. **膻中**：平第 4 肋间隙，前正中线上。

7. **中庭**：剑胸结合中点，前正中线上。

8. **鸠尾**：剑胸结合中点下 1 寸，前正中线上。

二、肾 经 穴

在胸部肾经腧穴定位中，从锁骨下至第 5 肋间隙，正中线旁开 2 寸的经脉循行线上有 6 个腧穴，依次为**俞府**、**彧中**、**神藏**、**灵墟**、**神封**、**步廊**。

临床取穴时主要参照胸骨角平对第 2 肋，上下找到 1~4 肋间隙。前正中线旁开 2 寸，可用前正中线至乳中为 4 寸，取中点处即为旁开 2 寸，做垂线。或喙突内侧缘至前正中线间为 6 寸，三等分取 2 寸，做垂线。

1. **俞府**：锁骨下，前正中线旁开 2 寸。
2. **彧中**：平第 1 肋间隙，前正中线旁开 2 寸。
3. **神藏**：平第 2 肋间隙，前正中线旁开 2 寸。
4. **灵墟**：平第 3 肋间隙，前正中线旁开 2 寸。
5. **神封**：平第 4 肋间隙，前正中线旁开 2 寸。
6. **步廊**：平第 5 肋间隙，前正中线旁开 2 寸。

三、胃 经 穴

在胸部胃经腧穴定位中，从锁骨下至第 5 肋间隙，正中线旁开 4 寸的经脉循行线上有 6 个腧穴，依次为**气户**、**库房**、**屋翳**、**膺窗**、**乳中**、**乳根**。

临床取穴时主要参照胸骨角平对第 2 肋，上下找到 1~4 肋间隙。

前正中线旁开 4 寸，可用前正中线至**乳中**为 4 寸，做垂线。或喙突内侧缘至前正中线间为 6 寸，三等分取 4 寸，做垂线。

1. **气户**：锁骨下，前正中线旁开 4 寸。

2. **库房**：平第 1 肋间隙，前正中线旁开 4 寸。

3. **屋翳**：平第 2 肋间隙，前正中线旁开 4 寸。

4. **膺窗**：平第 3 肋间隙，前正中线旁开 4 寸。

5. **乳中**：平第 4 肋间隙，前正中线旁开 4 寸。

6. **乳根**：平第 5 肋间隙，前正中线旁开 4 寸。

四、脾 经 穴

在胸部脾经腧穴定位中，从第 2 至第 6 肋间隙，正中线旁开 6 寸的经脉循行线上有 4 个腧穴，依次为**周荣、胸乡、天溪、食窦**；**大包**位于腋中线。

临床取穴时主要参照胸骨角平对第 2 肋，上下找到 1~5 肋间隙。前正中线旁开 6 寸，可用喙突内侧缘至前正中线间为 6 寸，喙突内侧缘向下做垂线。

1. **周荣**：平第 2 肋间隙，前正中线旁开 6 寸。

2. **胸乡**：平第 3 肋间隙，前正中线旁开 6 寸。

3. **天溪**：平第 4 肋间隙，前正中线旁开 6 寸。

4. **食窦**：平第 5 肋间隙，前正中线旁开 6 寸。

5. **大包**：平第 6 肋间隙，与腋中线相交。

五、肺 经 穴

在胸部肺经腧穴定位中，从锁骨下至第 1 肋间隙有 2 个腧穴，依次为**云门**、**中府**。

临床取穴时主要参照胸骨角平对第 2 肋，向上找到 1 肋间隙。前正中线旁开 6 寸，可用喙突内侧缘至前正中线间为 6 寸，喙突内侧缘向下做垂线。

1. **云门**：锁骨下窝凹陷中，肩胛骨喙突内缘，前正中线旁开 6 寸。

2. **中府**：平第 1 肋间隙，前正中线旁开 6 寸。

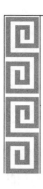

第三章

腹部常用腧穴纵向定位分布

腹部经络由前正中线至两侧依次为任脉、肾经、胃经及脾经。

位于前正中线上的为任脉穴。前正中线旁开 0.5 寸的为肾经穴。旁开 2 寸的为胃经穴。旁开 4 寸的为脾经穴。

一、任 脉 穴

在腹部任脉腧穴定位中，从脐中上 6 寸至第耻骨联合上缘中点有 13 个腧穴，依次为**巨阙**、**上脘**、**中脘**、**建里**、**下脘**、**水分**、**神阙**、**阴交**、**气海**、**石门**、**关元**、**中极**、**曲骨**。

临床取穴时主要参照脐中与剑胸结合中点之间的骨度为 8 寸，脐中与耻骨联合上缘之间的骨度为 5 寸。

1. **巨阙**：前正中线上，脐中上 6 寸。

2. **上脘**：前正中线上，脐中上 5 寸。

3. **中脘**：前正中线上，脐中上 4 寸。

4. **建里**：前正中线上，脐中上 3 寸。

5. **下脘**：前正中线上，脐中上 2 寸。

6. **水分**：前正中线上，脐中上 1 寸。

7. **神阙**：前正中线上，脐中央凹陷。

8. **阴交**：前正中线上，脐中下 1 寸。

9. **气海**：前正中线上，脐中下 1.5 寸。

10. **石门**：前正中线上，脐中下 2 寸。

11. **关元**：前正中线上，脐中下 3 寸。

12. **中极**：前正中线上，脐中下 4 寸。

13. **曲骨**：前正中线上，位于脐中下 5 寸，耻骨联合上缘中点。

二、肾 经 穴

腹部肾经穴定位中，从脐中上 6 寸至第耻骨联合上缘中点，正中线旁开 0.5 寸的经脉循行线上有 11 个腧穴，依次为**幽门**、**腹通谷**、**阴都**、**石关**、**商曲**、**肓俞**、**中注**、**四满**、**气穴**、**大赫**、**横骨**。

临床取穴时主要参照脐中与剑胸结合中点之间的骨度为 8 寸，脐中与耻骨联合上缘之间的骨度为 5 寸。

1. **幽门**：前正中线旁开 0.5 寸，脐中上 6 寸。

2. **腹通谷**：前正中线旁开 0.5 寸，脐中上 5 寸。

3. **阴都**：前正中线旁开 0.5 寸，脐中上 4 寸。

4. **石关**：前正中线旁开 0.5 寸，脐中上 3 寸。

5. **商曲**：前正中线旁开 0.5 寸，脐中上 2 寸。

6. **肓俞**：前正中线旁开 0.5 寸，平脐中（**神阙**穴）。

7. **中注**：前正中线旁开 0.5 寸，脐中下 1 寸。

8. **四满**：前正中线旁开 0.5 寸，脐中下 2 寸。

9. **气穴**：前正中线旁开 0.5 寸，脐中下 3 寸。

10. **大赫**：前正中线旁开 0.5 寸，脐中下 4 寸。

11. **横骨**：正中线旁开 0.5 寸，脐中下 5 寸，耻骨联合上缘中点。

三、胃 经 穴

腹部胃经穴定位中，从脐中上 6 寸至第耻骨联合上缘中点，正中线旁开 2 寸的经脉循行线上有 12 个腧穴，依次为**不容**、**承满**、**梁门**、**关门**、**太乙**、**滑肉门**、**天枢**、**外陵**、**大巨**、**水道**、**归来**、**气冲**。

临床取穴时主要参照脐中与剑胸结合中点之间的骨度为 8 寸，脐中与耻骨联合上缘之间的骨度为 5 寸。前正中线旁开 2 寸，可用前正中线至**乳中**为 4 寸，取中点处即为旁开 2 寸，做垂线。或喙突内侧缘至前正中线间为 6 寸，三等分取 2 寸，做垂线。

1. **不容**：正中线旁开 2 寸，脐中上 6 寸。

2. **承满**：正中线旁开 2 寸，脐中上 5 寸。

3. **梁门**：正中线旁开 2 寸，脐中上 4 寸。

4. **关门**：正中线旁开 2 寸，脐中上 3 寸。

5. **太乙**：正中线旁开 2 寸，脐中上 2 寸。

6. **滑肉门**：正中线旁开 2 寸，脐中上 1 寸。

7. **天枢**：正中线旁开 2 寸，平脐中（**神阙穴**）。

8. **外陵**：正中线旁开 2 寸，脐中下 1 寸。

9. **大巨**：正中线旁开 2 寸，脐中下 2 寸。

10. **水道**：正中线旁开 2 寸，脐中下 3 寸。

11. **归来**：正中线旁开 2 寸，脐中下 4 寸。

12. **气冲**：正中线旁开 2 寸，脐中下 5 寸。

四、脾 经 穴

腹部脾经穴定位中，从脐中上 3 寸至第耻骨联合上缘中点，正中线旁开 4 寸的经脉循行线上有 3 个腧穴，依次为**腹哀**、**大横**、**腹结**、**府舍**，**冲门**。

临床取穴时主要参照脐中与剑胸结合中点之间的骨度为 8 寸，脐中与耻骨联合上缘之间的骨度为 5 寸。前正中线旁开 4 寸，可用前正中线至**乳中**为 4 寸，做垂线。或喙突内侧缘至前正中线间为 6 寸，三等分取 4 寸，做垂线。

1. **腹哀**：正中线旁开 4 寸，脐中上 3 寸。

2. **大横**：正中线旁开 4 寸，平脐中（**神阙穴**）。

3. **腹结**：正中线旁开 4 寸，脐中下 1.3 寸。

4. **府舍**：正中线旁开 4 寸，脐中下 4.3 寸。

5. **冲门**：正中线旁开约 3.5 寸，于腹股沟斜纹中，耻骨联合上缘水平线，与髂外动脉搏动处的外侧相交处。

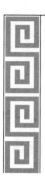

第四章

背部常用腧穴纵向定位分布

背部经络由后正中线至两侧依次为督脉、膀胱经第一条侧线、膀胱经第二条侧线。

位于后正中线上的为督脉穴，后正中线旁开1.5寸的为膀胱经第一条侧线穴，旁开3寸的为膀胱经第二条侧线穴。

一、督脉穴

在背部督脉腧穴定位中，从第1胸椎至第11胸椎棘突下凹陷中有8个腧穴，依次为**陶道、身柱、神道、灵台、至阳、筋缩、中枢、脊中**。

临床取穴时主要参照两个固定标志点：第7颈椎棘突和第7胸椎棘突，用来定位后正中线胸椎棘突。

1. **陶道**：后正中线上，第1胸椎棘突下凹陷中。

2. **身柱**：后正中线上，第3胸椎棘突下凹陷中。

3. **神道**：后正中线上，第5胸椎棘突下凹陷中。

4. **灵台**：后正中线上，第6胸椎棘突下凹陷中。

5. **至阳**：后正中线上，第7胸椎棘突下凹陷中。

6. **筋缩**：后正中线上，第 9 胸椎棘突下凹陷中。

7. **中枢**：后正中线上，第 10 胸椎棘突下凹陷中。

8. **脊中**：后正中线上，第 11 胸椎棘突下凹陷中。

二、膀 胱 经 穴

在背部膀胱经腧穴定位中，后正中线旁开 1.5 寸，平第 1 胸椎至第 11 胸椎棘突下凹陷中有 11 个腧穴，依次为**大杼**、**风门**、**肺俞**、**厥阴俞**、**心俞**、**督俞**、**膈俞**、**肝俞**、**胆俞**、**脾俞**、**胃俞**。后正中线旁开 3 寸，平第 11 胸椎至第 1 胸椎棘突下凹陷中有 10 个腧穴，依次为**附分**、**魄户**、**膏肓**、**神堂**、**谚谆**、**膈关**、**魂门**、**阳纲**、**意舍**、**胃仓**。

临床取穴时取棘突主要参照两个固定标志点：第 7 颈椎棘突和第 7 胸椎棘突定位后正中线胸椎棘突。后正中线旁开 3 寸、1.5 寸，可参照后正中线至肩胛骨内侧缘为 3 寸，取二等分处即为旁开 1.5 寸，做垂线。

（一）膀胱经第一条侧线穴

1. **大杼**：后正中线旁开 1.5 寸，第 1 胸椎棘突下。

2. **风门**：后正中线旁开 1.5 寸，第 2 胸椎棘突下。

3. **肺俞**：后正中线旁开 1.5 寸，第 3 胸椎棘突下。

4. **厥阴俞**：后正中线旁开 1.5 寸，第 4 胸椎棘突下。

5. **心俞**：后正中线旁开 1.5 寸，第 5 胸椎棘突下。

6. **督俞**：后正中线旁开 1.5 寸，第 6 胸椎棘突下。

7. **膈俞**：后正中线旁开 1.5 寸，第 7 胸椎棘突下。

8. **肝俞**：后正中线旁开 1.5 寸，第 9 胸椎棘突下。

9. **胆俞**：后正中线旁开 1.5 寸，第 10 胸椎棘突下。

10. **脾俞**：后正中线旁开 1.5 寸，第 11 胸椎棘突下。

11. **胃俞**：后正中线旁开 1.5 寸，第 12 胸椎棘突下。

（二）膀胱经第二条侧线穴

1. **附分**：后正中线旁开 3 寸，第 2 胸椎棘突下。

2. **魄户**：后正中线旁开 3 寸，第 3 胸椎棘突下。

3. **膏肓**：后正中线旁开 3 寸，第 4 胸椎棘突下。

4. **神堂**：后正中线旁开 3 寸，第 5 胸椎棘突下。

5. **谚语**：后正中线旁开 3 寸，第 6 胸椎棘突下。

6. **膈关**：后正中线旁开 3 寸，第 7 胸椎棘突下。

7. **魂门**：后正中线旁开 3 寸，第 9 胸椎棘突下。

8. **阳纲**：后正中线旁开 3 寸，第 10 胸椎棘突下。

9. **意舍**：后正中线旁开 3 寸，第 11 胸椎棘突下。

10. **胃仓**：后正中线旁开 3 寸，第 12 胸椎棘突下。

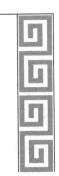

第五章

腰骶部常用腧穴纵向定位分布

腰骶部经络由后正中线至两侧依次为督脉、膀胱经第一条侧线、膀胱经第二条侧线。

位于后正中线上的为督脉穴，后正中线旁开 1.5 寸的为膀胱经第一条侧线穴，旁开 3 寸的为膀胱经第二条侧线穴。

一、腰部常用腧穴纵向定位分布

（一）督脉穴

在腰部督脉腧穴定位中，从第 1 腰椎至第 4 腰椎棘突下凹陷中有 3 个腧穴，依次为**悬枢**、**命门**、**腰阳关**。

临床取穴时主要参照固定标志点：第 4 腰椎棘突，两侧髂嵴最高点的连线平对第 4 腰椎棘突。向上依次寻找第 2、第 1 腰椎棘突。

1. **悬枢**：后正中线上，第 1 腰椎棘突下凹陷中。

2. **命门**：后正中线上，第 2 腰椎棘突下凹陷中。

3. **腰阳关**：后正中线上，第 4 腰椎棘突下凹陷中。

（二）膀胱经穴

在腰部膀胱经腧穴定位中，后正中线旁开 1.5 寸，平第 1 腰椎至第 5 腰椎棘突下凹陷中有 5 个腧穴，依次为**三焦俞**、**肾俞**、**气海俞**、**大肠俞**、**关元俞**。后正中线旁开 3 寸，平第 1 腰椎至第 5 腰椎棘突下凹陷中有两个腧穴，依次为**肓门**、**志室**。

临床取穴时主要参照固定标志点：第 4 腰椎棘突，两侧髂嵴最高点的连线平对第 4 腰椎棘突。向上依次寻找第 2、1 腰椎棘突。后正中线旁开 3 寸、1.5 寸，可参照后正中线至肩胛骨内侧缘为 3 寸，取二等分处即为旁开 1.5 寸，做垂线。

膀胱经第一条侧线穴

1. **三焦俞**：后正中线旁开 1.5 寸，第 1 腰椎棘突下。

2. **肾俞**：后正中线旁开 1.5 寸，第 2 腰椎棘突下。

3. **气海俞**：后正中线旁开 1.5 寸，第 3 腰椎棘突下。

4. **大肠俞**：后正中线旁开 1.5 寸，第 4 腰椎棘突下。

5. **关元俞**：后正中线旁开 1.5 寸，第 5 腰椎棘突下。

膀胱经第二条侧线穴

1. **肓门**：后正中线旁开 3 寸，第 1 腰椎棘突下。

2. **志室**：后正中线旁开 3 寸，第 2 腰椎棘突下。

二、骶部常用腧穴纵向定位分布

（一）督脉穴

在骶部督脉腧穴定位中，从尾骨端至骶管裂孔凹陷中有两个腧穴，依次为**长强**、**腰俞**。

临床取穴时主要参照固定标志点：尾骨端、骶管裂孔。

1. **长强**：尾骨下方，尾骨端与肛门连线的中点处。

2. **腰俞**：后正中线上，正对骶管裂孔。

（二）膀胱经穴

在骶部膀胱经腧穴定位中，正对第 1 骶后孔至第 4 骶后孔中有 4 个腧穴，依次为**上髎**、**次髎**、**中髎**、**下髎**；后正中线旁开 1.5 寸，横平第 1 骶后孔至第 4 骶后孔中有 4 个腧穴，依次为**小肠俞**、**膀胱俞**、**中膂俞**、**白环俞**。后正中线旁开 3 寸，横平第 1 骶后孔至第 4 骶后孔中有 2 个腧穴，依次为**胞肓**、**秩边**。

临床取穴时主要参照固定标志点：取骶后孔采用的体表标志为髂后上棘。髂后上棘与第 2 骶椎棘突连线的中点凹陷处为第 2 骶后孔，依次向上寻找第 1 骶后孔，向下寻找第 3、4 骶后孔。后正中线旁开 3 寸、1.5 寸，可参照后正中线至肩胛骨内侧缘为 3 寸，取二等分处即为旁开 1.5 寸，做垂线。

正对骶后孔中穴

1. **上髎**：正对第 1 骶后孔中。

2. **次髎**：正对第 2 骶后孔中。

3. **中髎**：正对第 3 骶后孔中。

4. **下髎**：正对第 4 骶后孔中。

膀胱经第一条侧线穴

1. **小肠俞**：后正中线旁开 1.5 寸，横平第 1 骶后孔。

2. **膀胱俞**：后正中线旁开 1.5 寸，横平第 2 骶后孔。

3. **中膂俞**：后正中线旁开 1.5 寸，横平第 3 骶后孔。

4. **白环俞**：后正中线旁开 1.5 寸，横平第 4 骶后孔。

膀胱经第二条侧线穴

1. **胞肓**：后正中线旁开 3 寸，横平第 2 骶后孔。

2. **秩边**：后正中线旁开 3 寸，横平第 4 骶后孔。